# どうして藤沢の小さな
# 整形外科に日本中から
# 患者さんが
# 集まるのか？

イノルト整形外科
痛みと骨粗鬆症クリニック統括院長
**渡邉 順哉**

扶桑社

# はじめに

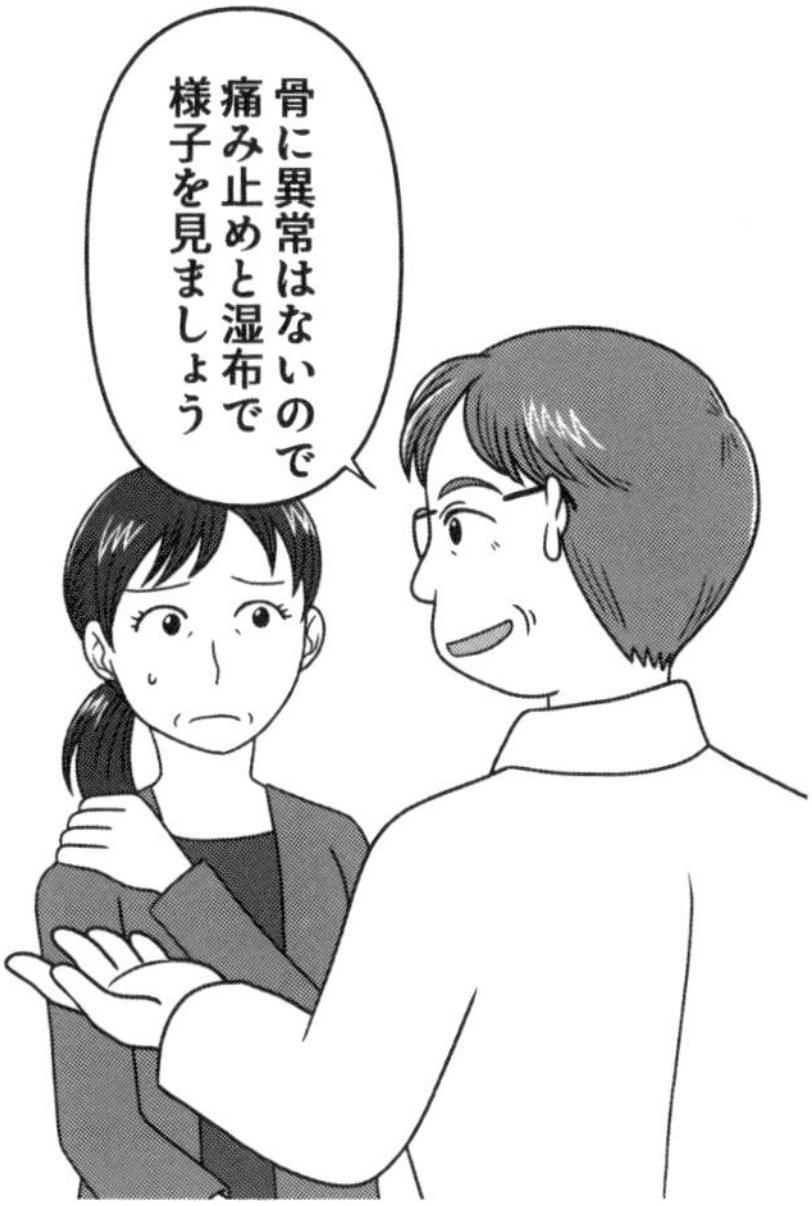
骨に異常はないので
痛み止めと湿布で
様子を見ましょう

「骨に異常はないので、痛み止めと湿布で様子を見ましょう」

身体が痛くて整形外科医に診てもらい、このように言われたことがある人は多いのではないでしょうか。もちろん、その見立て通りに様子を見て、痛みが引いていくこともあるでしょう。

しかし、長引く痛みをマッサージや整骨院、鍼灸院などに通ってもいっこうに良くならず、藁にもすがる思いで整形外科を訪れた患者さんに対しても、このように伝えている整形外科がとても多いと感じています。

患者さんは、もっと詳しい説明や自分の症状に合った治療法を聞きたいはずです。詳しくは後述しますが、この原因の根本は医師の教育制度と保険制度にあります。その一方で、これは、整形外科医の怠慢とも言えなくはないのです。

患者さんは身体の痛みや不調で深く悩んでいるのです。それなのに、骨に異常がないからといって、その悩みを解決する治療をしないで、痛み止めや湿布で誤魔化し、そのまま帰らせてしまって果たしていいのでしょうか？

この状態は、決して『患者さんファースト』な医療体制とは言えません。

本来、医療とは患者さんファーストで、患者さんが困っている症状を解決するのが中心的な役割のはずです。

他の診療科と比べても整形外科は残念なことに、患者さんファーストに立っていない体制をとっている病院が多いと感じています。

かく言う私も、勤務医時代はそのことにほとんど気付いていませんでした。

しかし、自分が町の整形外科医として働くようになって、初めて旧態依然とした整形外科がいかに多いのかを実感したのです。レントゲンを撮って、手術が必要なければ、痛み止めを出すか、治療効果の期待できない電気治療や身体を引っ張る牽引療法で先の見えない治療を続けるのです。

私は医師として、そのようなその場しのぎにしかならない対症療法を患者さんに勧め続けることがどうしても出来ませんでした。なぜなら、当院も長年に渡り昔ながらの整形外科の体質が残っていたからです。

患者さんを診察し、治すことが医師の仕事です。

何も難しいことを言っているわけではありません。患者さんの身体にがんが見つかれば、手術で取り除きますし、インフルエンザで町のクリニックに行ったって、効果のある薬を使ってしっかりと治してくれるでしょう。他の診療科では当たり前のようにやっていることなのです。

そもそも、骨や筋肉の痛みや病気に対してしっかりと診断が出来るのは整形外科医だけです。整骨院や接骨院などではレントゲンやＭＲＩなどの画像検査をすることができず、痛みやしびれなどの症状の原因を正しく特定することは難しいですし、診断することと自体が医師以外は法的に禁止されています。

それなのに、整形外科では、正しく診断や治療をしているところがあまりにも少ないと感じています。他の診療科のように痛みやしびれなどの症状をなんとか治そうという責任感が希薄になっていると感じます。

患者さんの多くは身体の痛みを「診断してほしい」のではなく、「治してほしい」のです。

そんな当たり前のことが、整形外科の世界では疎かになってしまっています。

そう思った私は、私たちのクリニックでは患者さんファーストの医療体制を実現しようと痛みが改善するために必要で最適な治療法を提案し続け、他院では治せて当院で治せないのであれば、その技術や治療機器を次々導入してまいりました。そのおかげか、私たちのクリニックは、藤沢という決して認知度も高くなく、アクセスが良い訳でもない地域にある小さな整形外科にもかかわらず、日本全国のみならず、海外からも患者さんが来てくださるようになったのです。

しかし、遠方からはるばる私のクリニックに足を運ぶ患者さんがいるということは、我々のように痛みを「治す」ことにこだわっている患者さんファーストを重視している整形外科が全国的にまだまだごく少数であることを気付かせてくれました。

そこで私たちは、症状に本気で向き合う整形外科クリニックを日本中に増やしたいと思い始めたのです。

この本の執筆依頼が来たのはそんな時でした。藤沢にある小さなクリニックに、日本中から患者さんが集まっていることを知った編集者さんが興味を持ってくれたのです。

「我々の志を知ってもらい、痛みや骨粗鬆症に対する日本の医療が良くなっていくんだという明るい未来を全国の方々に知ってもらう良いチャンスだ！」

そう思い、執筆の依頼を快諾しました。なお、この本は編集部から取材を受け、インタビューに答える形で編集されています。

この本の出版をきっかけに、我々と同じような志を持つ整形外科医や理学療法士などの医療従事者が増えて、痛みや骨粗鬆症などで悩む方々を一人でも多く救いたいと本気で思っています。

2025年4月

イノルト整形外科　痛みと骨粗鬆症クリニック

統括院長　渡邉順哉

目次

はじめに 3

## 整形外科の実態

『イノルト整形外科　痛みと骨粗鬆症クリニック』の評判 16
はじめまして、渡邉順哉です 25
医師を目指すまで 26
空手と整形外科医への道 29
突きつけられた現実 32
整形外科の現状 35
制度の問題 38
教育の問題 43

## 過去

勤務医時代に学んだ大切なこと 48
骨粗鬆症への考え方 49
リハビリ・理学療法の大切さ 53
外来診療の重要性と手術の技術 55
カルチャーショック 57
目指すのは「しっかり治る治療をする」医療 60
痛みを治すならまずは大病院より腕のある町医者がいい 62

## 院長になって


最初に取り組んだこと 66
父との確執 69
コロナ禍の「ケガの功名」 72
有効な治療法を取り入れることは医師の責務 76
保険医療の呪縛 78
ハイドロリリースで口コミが急上昇 81
ハイドロリリースのもうひとつの効能 84
サイレントマニピュレーション 87
体外衝撃波治療 90
再生医療ＰＲＰ療法 93

PRP療法の進化系 96
幹細胞治療とハイドロリリースの技術 98
ほしいのは「技術」ではなく「解決方法」 100
失敗からの学び 103
この大失敗から私は多くのことを学びました 108

## 未来へ

医師は一番の営業マン 112
「治療の幅」を広げるスタッフ 115
学び合う医師集団に 116
同じ考えのクリニックを全国に 118

五十肩で悩んでいたAさんの話

## 感動治療　～身体に悩みのある人へ～

肩こりと腰痛の痛みとも薬ともサヨナラ！
――三〇代　女性　斎藤さん（仮名）のケース　130

腕を回せるなんて夢みたい！
――五〇代　男性　中村さん（仮名）のケース　147

好きなゴルフを諦めずに済んだ！
――六〇代　男性　高木さん（仮名）のケース　161

# 整形外科の実態

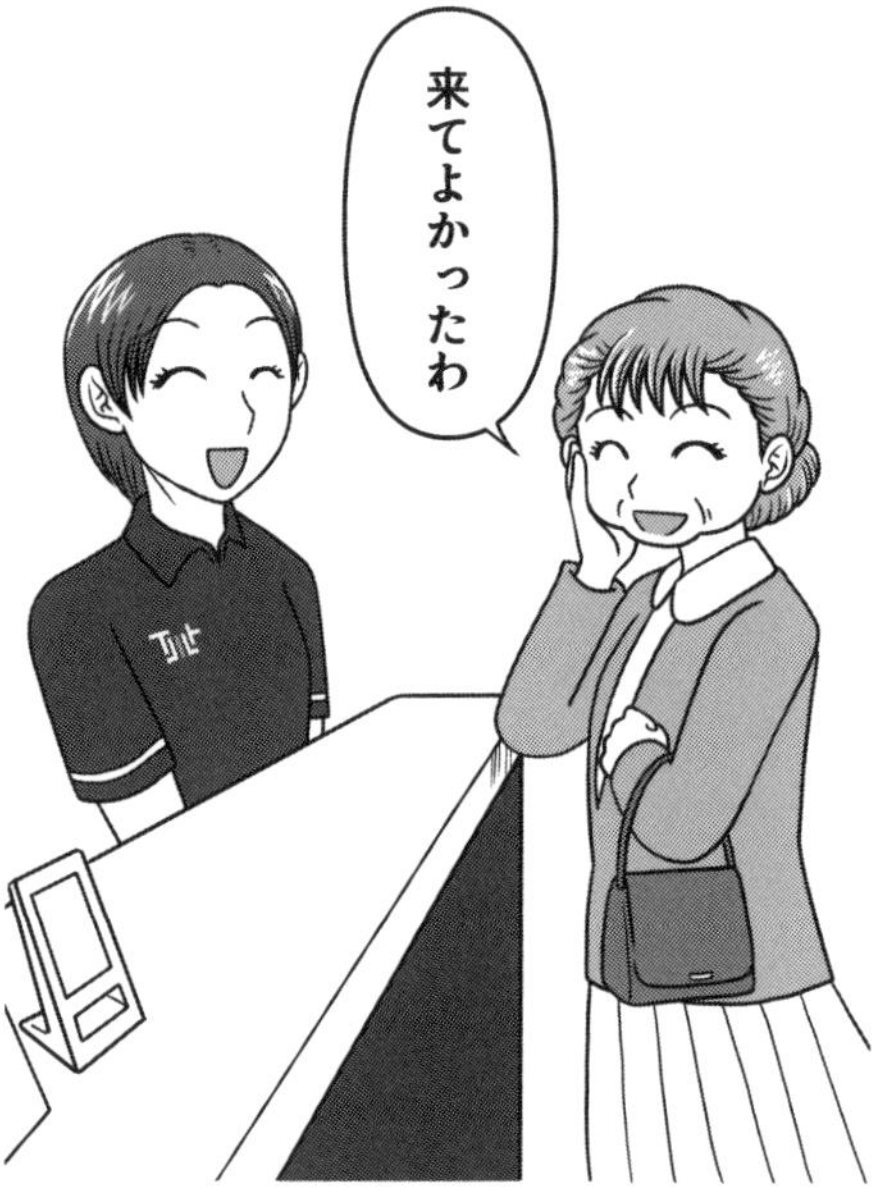


# 『イノルト整形外科　痛みと骨粗鬆症クリニック』の評判

「ここに来てよかった」

心から、そう思ってもらいたい。

これが、当院の前身である『藤沢駅前順リハビリ整形外科』を立ち上げたときに、私が掲げた理念です。

そのために、医師、理学療法士をはじめ、全スタッフが一丸となって、痛みにお困りの多くの方に、当院の診療に高い満足度を実感していただけるよう励んできました。その努力が認められたのか、本当に多くの患者さんに来院していただけるようになったのです。Google の口コミでの評価も高く、整形外科としては日本一と言ってもいいほどの高い評価をいただきました。

すると、その口コミを見た人が来院してくださるようになり、口コミもどんどん増えていきました。

もちろん、今後のために反省しなければならないような評価の低い口コミもありますが、それ以上に、当院のスタッフ全員が嬉しくなるようなことがいくつも書き込まれています。

手前味噌になって恐縮ですが、ここでその様子と治療内容をいくつか紹介させていただきましょう。

## Googleの口コミの一部をご紹介します。

長年腕、肩、腰にかけての不快感に悩まされており、他の治療ではなかなか改善しない症状が続いていたところ、ハイドロリリース注射というものの存在を知り、こちらの病院の評判が良さそうなので受診させて頂きました。

初回に一番違和感と痛みの強かった腰と首に注射していただきましたが、びっくりするくらいに症状が改善しました。
首の鋭い痛み（この痛みが出るといつも大体１～２週間は継続するんですが。。。）はほぼ即改善、ストレッチするとしこりを感じるくらい張っていた腰もすっかり緩みました。

原因となった姿勢の悪さを改善しないとまた元に戻るという事で、リハビリも受けおすすめの体操を毎日実施しています。３週間ほどたっていますが状態は良いままです。

別日に次に気になっていた肩に２回目のハイドロリリース注射（自費）をお願いしました。
こちらもかなり効果ありでした。
注射後すぐに肩が落ちた感じ（いい意味で）がしたのと、帰宅してパソコン操作をしてみると、いつも机に座ってマウスを握った瞬間に無意識に力が入って不快感を感じていた肩回りがかなり楽になっていました。ありがとうございます。

他にも同じ様な違和感のある箇所があるのでまたお願いしたいと思っています。

ネットで調べた所、骨粗鬆症について力を入れているようだったので遠方でしたが来院しました。
検査も先生の知識も詳しく治療方針にも納得がいった為通っています。着実に成果がでていて有り難いです。

健診の超音波検査では平均内の低い方で食事と運動に気をつけましょうと言われただけでしたが正確な数字がでるDXA検査では重度の骨粗鬆症でした。
女性の方は40代になったらDXA法での検査をお勧めします。

昔バドミントンをしていて一度右肩を痛めたのですが、それから動きが悪く、動かすと痛いのが10年以上続いていました。

症状を聞き、エコーで動きを診ながら的確に注射を打っていただき、一回で今まで動かすと痛かった動きが出来るようになりました。

説明だけでなく視覚的にも見せていただきわかりやすくて良かったです。

なにより良くなった実感がすごくあるので、言われたとおりストレッチなどをしっかりやっていこうと思います。

ありがとうございました。


3月頃から肩が上がらず痛み、痺れ、夜間痛もあり夜も眠れずで他病院で診て頂いた際は、拘縮肩で3ヶ月リハビリして良くならないなら手術との診断。そこからリハビリや鍼、マッサージなど行うも全く良くなる兆しがない為、自身でこちらのサイレントマニピュレーションを知り、手術する前に一度試したく9月に施術して頂きました。結果、日に日に腕は上がるようになり、1ヶ月程すると80%ほど回復しました。マニピュレーション後は週1のリハビリとハイドロリリース注射を1ヶ月間隔で打っています。ハイドロリリース注射も私には効果があり、肩が重いし少し痛い時には効果てき面でした。

私程酷いと、全回復には時間がかかると思いますが、今は痛みもないし多少硬さは残っているものの、全方向に動かせるし大満足です。

院長先生も女性の先生も物腰が柔らかく親身になって聞いてくれます。

受付の方も丁寧親切です。

待ち時間が長いとありますが、これは名医と呼ばれる病院では仕方のない事だと個人的には思っています。

肩で辛い思いをしている方は、なるべく早くマニピュレーションをおすすめします!!

左膝の痛みで受診しました。
今まで行ったことのある他の整形外科ではだいたい若い時の怪我と加齢によるものと言われ付き合っていくしかないと言われたことしかなかったのですが、先生も色んな選択肢を提示して下さったりリハビリの方も真摯に取り組んでくれたり、受付の方も丁寧で今までで最高の整形外科でした。
とても良すぎて最初から通っておけばよかったと後悔したくらいです（笑）
本当にありがとうございました。

高齢父の家族の立場です。遠方から引越し、紹介状をもらいこちらへ転院しました。

電話受付の方のお話もわかりやすく、患者家族に寄り添った言葉をいただき、嬉しかったです。予約した先生は女性医師でした。耳の聞こえが悪い父本人と直接会話して父には自ら症状を説明し診察を受けて、納得して欲しくて、その旨を伝えたら、ほんとにきちんと患者と向き合って、丁寧に病状確認をしていただき、説明を受けました。病院はいくつも受診していますが、たいてい最初の一言二言本人と会話し、あとは私と早口で確認説明という感じで、患者本人は全く理解できず、自分がどのような状態なのか分からないという事ばかりでしたので、父はとても喜んでいました。


丁寧に診察していただけるのもありがたいですが、予約なし物理療法が保険でできるのが大変助かっています。

患者ファーストの病院であると思います。


【追加です】

手指がこわばり、追加で診察していただきました。

女性の先生の詳しい説明の後、すぐに物理療法の手配をしていただきました。

それだけでかなりこわばりが軽くなりました。保険で、しかも予約なしでこの療法が毎日出来るのは本当にありがたいです。

また、予約制で人数が制限されているので、診察や説明が大変丁寧なのもありがたいです。

出会えてよかったです。

今後ともよろしくお願いします。

圧迫骨折による腰痛で起立もやっとという状況だったので予約制の診察でしたが直接電話をして待ち時間がかかる前提ということながら診察検査いただきました。骨密度測定専用Ｘ線検査と血液検査をして頂きました。

また、今まで整形外科、内科で食事後腹部が痛くなるという症状について懐疑的でしたが、こちらの整形外科では症例があるような対応を頂き症例も多くあることが見受けられました。
とても信頼できる整形外科だと思います。

初めて来院しました。今まで通ってきた整形外科さんとは違って、活気があり明るい院内とスタッフさんがいて安心感がありました。また、統括院長の渡邉さんに丁寧に診断いただけてとても納得感がありました！　普段通いつけの整体で折れてない、と言われて安心していましたが、渡邉院長にレントゲン画像で診察いただくと骨折していたとのこと。やはり、専門家に早くかかるべきでした。丁寧な診療とリハビリ方針、通いやすい他院のご紹介までしていただき、感謝しています。丁寧に根治を目指されている診察スタイルでいらっしゃるため、診察時間とスピードは相反するものだと感じます。他の方の口コミは厳しいご意見だなぁ。と個人的には感じてしまいました。私はお会計もスムーズでした。通われている他のお客様も年齢層が全体的に若い印象で、理学療法士さんの明るいアドバイスが待合室にも響いており、リハビリの方とも、仲が良い印象で通いやすそうに感じました。とっても信頼できる整形外科さんだと思います。ありがとうございました！

口コミの他にも多くの患者さんが回復されています。その一部をご紹介します。

**●二〇年以上痛みに苦しんでいた患者さん、治療直後に痛みが解消！**

福岡から来院された患者さんは、二〇年以上股関節痛に悩んでいました。問診といくつかの検査を経て、当院で積極的に取り組んでいるハイドロリリース（詳細後述）を提案させていただき、施術しました。その結果、痛みは治療をしたその場で解消。股関節の可動域も広がり、患者さんは驚かれるとともに、大変喜んでくださいました。

**●手術前のセカンドオピニオンで来院された患者さんが手術をせずに回復！**

五十肩で苦しんでいた患者さんは当院で治療をする前に、リハビリ、鍼、マッサージなどに通い、他の整形外科で手術の必要性があることまで宣告されていました。しかし、手術を受ける前のセカンドオピニオンとして当院を受診。当院で、五十肩に効果があるサイレントマニピュレーション（詳細後述）の施術をしました。その結果、痛みもなくなり、可動域も広がりました。現在もリハビリを続けている状況ではありますが、手術を受ける必要はないほどまでに回復しています。

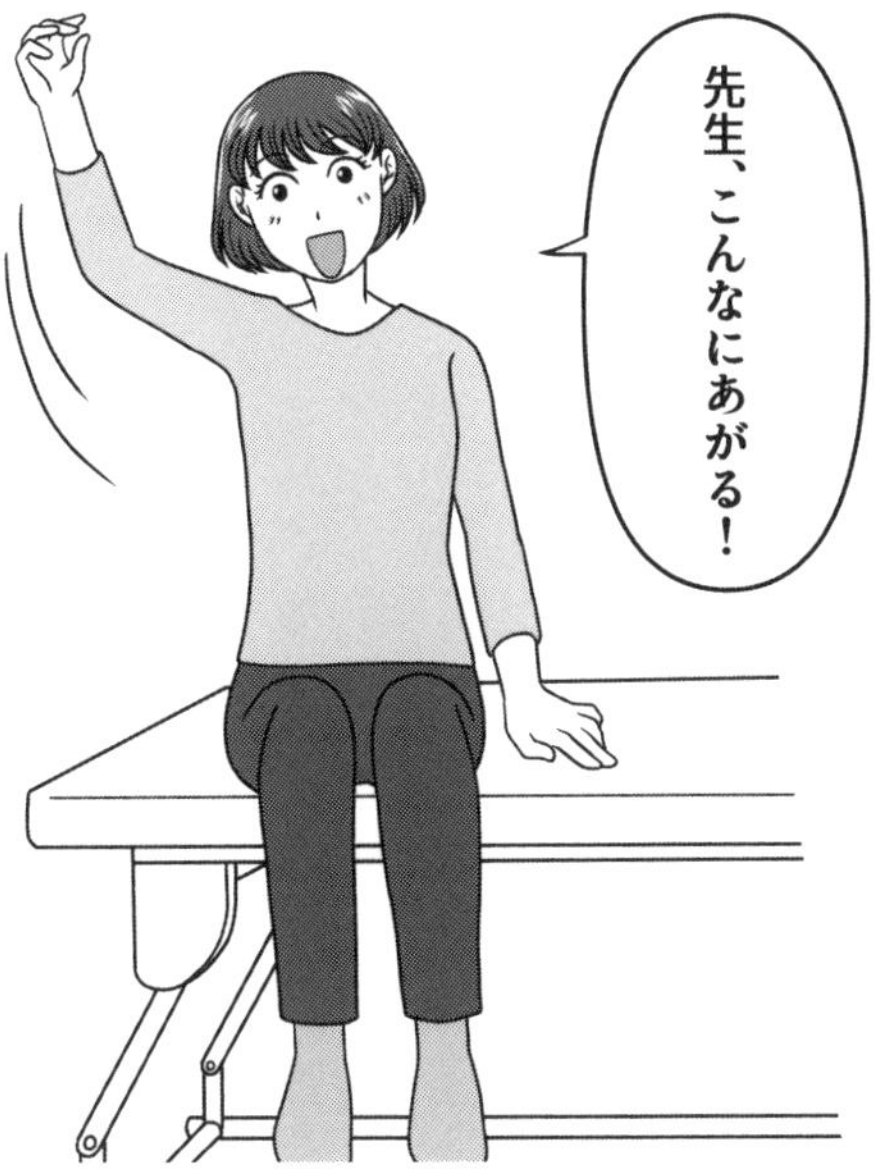


**●痛みで寝たきり状態だった患者さんが改善！**

腰痛がひどいと訴えるその女性は娘さんと一緒に来院されました。娘さんによると、お母様は痛みのせいでほぼ寝たきりの状態になっていたと言います。しかし、他院の診療では腰痛バンドと鎮痛剤の処方のみで、全く改善が見込めなかったそうです。

当院での診断の結果は骨粗鬆症による腰椎圧迫骨折。高齢者が腰痛になった際は圧迫骨折になっていることが少なくないのですが、それが見落とされていたようです。

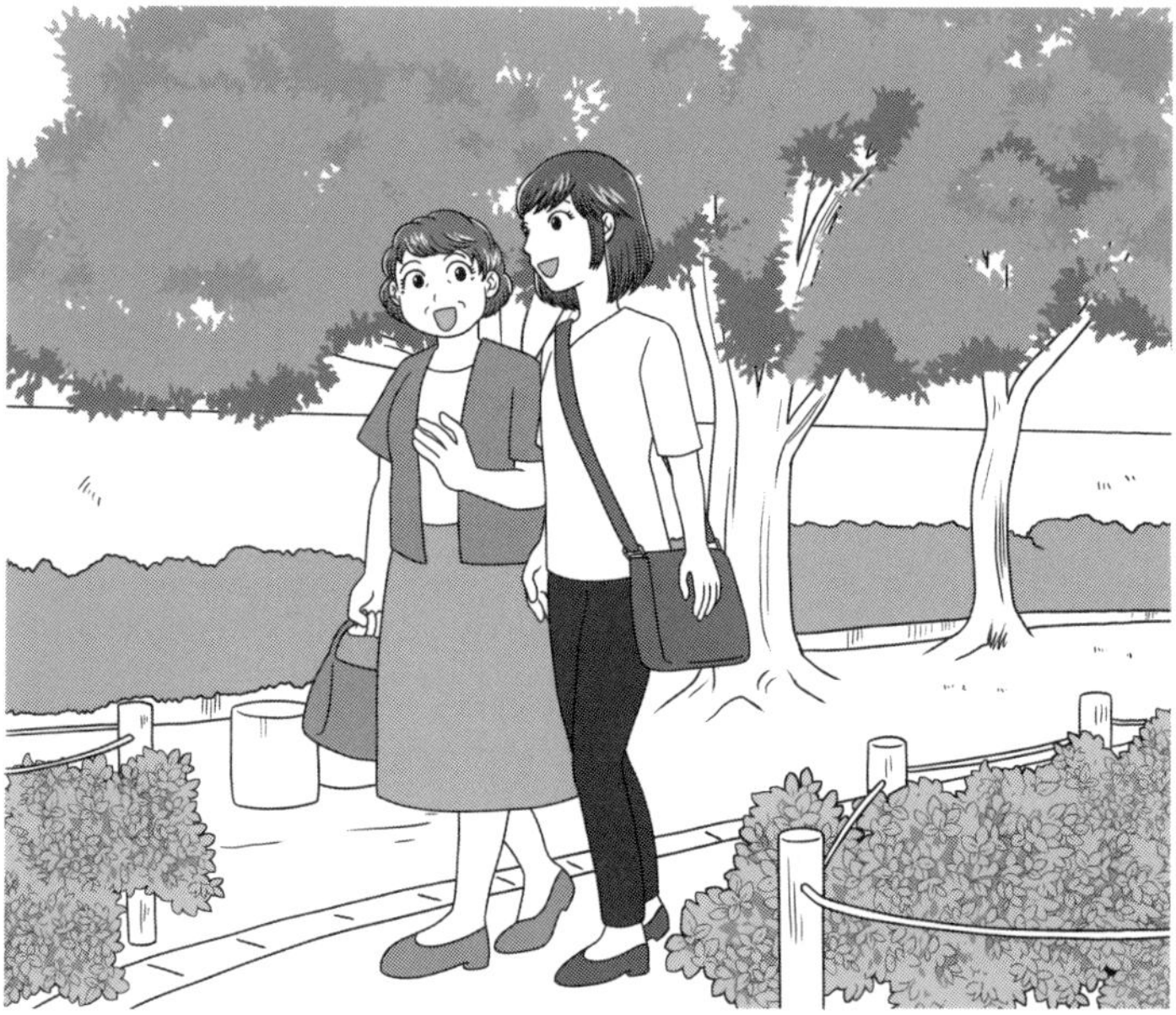

骨粗鬆症の治療は基本的には薬と食事、それに運動です。原因に合わせた治療を施すことで、症状はかなり改善されました。

## ●足を引きずっていた患者さんが水泳を再開!

当院で導入している再生医療で症状が改善された患者さんもいます。

膝の痛みに苦しみ、いくつかの病院で治療を受けたものの改善が見られず、足を引きずっての生活を送っていた患者さんは、当院で再生医療による治療を受け、二カ月ほどで楽に足を運べるようになり、好きだった水泳も再開できるようになったそうです。

中には理学療法士に対しての「口コミ」もあります。

痛みは多くの場合、柔軟性・筋力・姿勢といった根本原因があり、これらに対処するためには理学療法士によるリハビリが必要になります。当院の理学療法士は各自が担当する患者さんの身体の状態を的確に把握していますので、患者さん一人ひとりに合わせたリハビリを実施することで、患者さんから高い満足度を得ているのです。

## はじめまして、渡邉順哉です

関東郊外の小さな整形外科を日本一と言われるほど高い評価がもらえる病院に変えたのはどんな医師なんだろう？　多くの方は、そう思いながらここまでお読みいただいたと思います。そこで、少しだけページを割いて私自身のことを書かせていただきます。

私が医師になる以前の話など改めて話すようなことでもないとも思いましたが、私の生い立ちの中に、何かのきっかけやヒントを見つけてくださる読者もいるかもしれません。また、私の人となりを少しでも知っていただいた方が、この後の話も読みやすくなるかもしれません。

まずは医師以前、一人の人間・私、渡邉順哉のことをお話しさせていただきます。

## 医師を目指すまで

一九八五年、神奈川県横浜市で私は生まれました。姉二人に兄と弟、五人きょうだいの四番目。父は整形外科の開業医、母は小児科の開業医。ともに開業医という両親のもと、横浜で育ちました。

幼少の頃はずいぶんとわんぱくだったようです。元気に遊ぶことと引き替えに、ケガの絶えない子供でした。三歳で右耳がちぎれかけ、五歳で左スネを縫い、七歳で右ヒジ骨折、ギプスをしたまま転んで左前頭部を裂傷。それらの傷跡は、今も私の身体にしっかりと残されています。

性格は、よく言えば好奇心旺盛。悪く言えば単に飽きっぽいだけ。新しいもの好きで、同じことを続けるのが苦手な子供でした。また、興味があるものとないものへの向き合い方の差も著しく、好きで始めたものでも興味を失ってしまえば続けていくことに苦痛を感じてしまうこともしばしばありました。思えば、小学五年生で辞めた水泳も最初は楽しくて仕方がなかったように記憶しています。

同年代の子供たちがそうであったように、外遊びが大好きだった私も、いつの間にかゲームにはまり、気がつけばゲーム三昧の日々。

なんとか滑り込んだ私立中学でも勉強は全くせず、ゲームばかりをしていたせいで学年順位が一七四人中一七三位と下から二番目。それでも懲りずに様々なゲームに没頭する日々を送っていました。

エスカレーター式であることに助けられ、なんとか進学できた高校では、クライミングに興味があり、山岳部に入部。本格的な登山に挑戦するも、部活以外は相変わらずゲームばかりしていました。自分の将来に対しても、しっかりしたイメージを持つことはなく、ただ、「将来は医者になれ」という親に反発して、「医者ではなく教師になろうかな」と思っていたくらいでした。

しかし、私のそんな思いを友人の他愛もないひと言が劇的に変えたのです。

「もったいないな」

両親が開業医であるのに、私が医師以外の道へ進もうと思っているという話を聞いた友人は、ひと言そう呟いたのです。

親が開業している病院を継ぐこと。それは親が敷いたレールに乗ること、乗せられることだとしか思っていなかった私にとって、「もったいない」という考え方は全く頭にありませんでした。しかし、親の敷いたレールとは別の自分で決めた医師になるというレールを自分で敷いてその道を進めばよいと思ったのです。

友人のその言葉と考え方はまさに目から鱗と言えるものでした。

その時から私は、「医者になろう！」という思いを強くしました。

しかし、大きな壁が私の目の前に立ちはだかりました。

私はそれまで勉強らしい勉強を全くしてこなかったのです。学校で受けた高校三年生の模試で出た偏差値はなんと36。とても医学部を狙える成績ではありません。それでも、なんとしても医学部に入って医者になると決めていましたので、私は二カ年計画を立てました。高校三年の一年間ともう一年。一年浪人する覚悟を決め、二年間毎日のように朝から晩までひたすら勉強に没頭することでこれまでの遅れを取り戻し、医学部合格を目指すと決めたのです。

## 空手と整形外科医への道

二カ年計画の結果、私は見事、第一志望の大学に合格することが出来ました。大好きだったゲームを全て衣装ケースに詰め込んでカギをかけて封印し、二年間、死に物狂いで努力をした結果です。その成功体験は今も自分の背中を押してくれる原動力となってくれています。大学時代の私は勉学に励んではいましたが、もっと熱中できるものもありました。学生時代、私が何よりも打ち込んだもの。それは空手でした。

新しいもの好きで、同じことを続けるのが苦手な私がゲームと同じくらい打ち込むことが出来たものが中学から始めた空手だったのです。学生時代は大きな大会にも出場し、整形外科を経営する今でも六段まで取得し続けています。

そして、私が整形外科の道を進むことになったのも実は空手がきっかけでした。

親が病院を経営しているのに継がないなんてもったいない。そんな考え方で医学部を目指した私ですが、大学六年生の頃には、医師の道へ進んでも、両親の病院を継ぐかどうかは決めかねていました。父の病院なら整形外科、母の病院なら小児科ですが、自分が何科に進むべきなのか、自分がどんな医者になりたいのか、将来のビジョンが何も見えていなかったのです。

そんなとき、空手の稽古中にある事故が起きました。練習相手にケガをさせてしまったのです。

私が自分の足で相手の足を払ったところ、相手の方は足首を捻って骨折してしまい、救急搬送。手術が必要になり、入院を余儀なくされました。四〇代で働き盛りの方でした。工場勤務で奥さんも子供もいるのに、入院している間は仕事も出来ないの

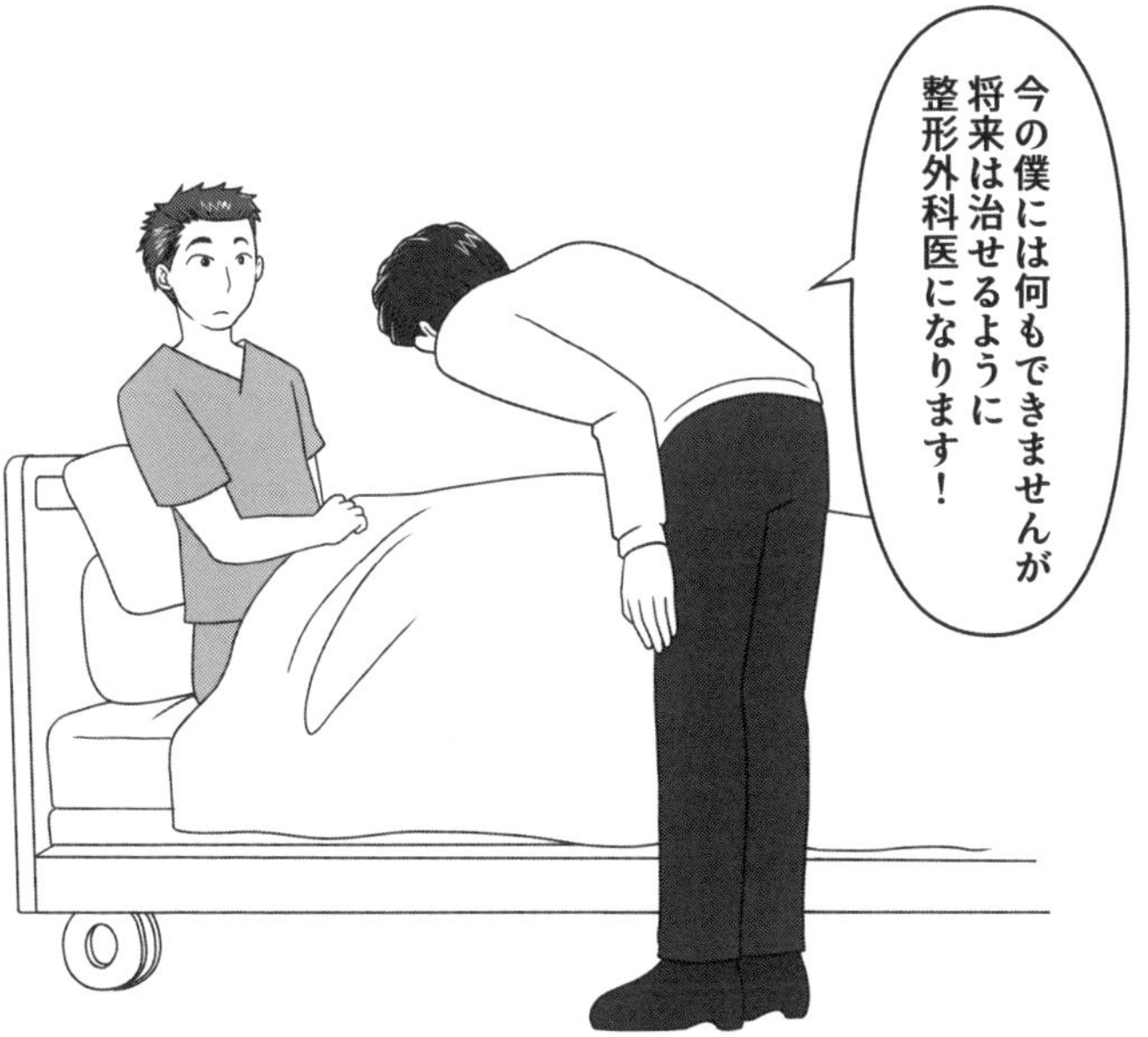
今の僕には何もできませんが
将来は治せるように
整形外科医になります！

です。とても責任を感じました。

お見舞いに行き、ベッドの上にいるその方の姿を見たとき、医学部生として自分に何ができるのだろう？　と真剣に考えました。しかし、そのときの自分には出来ることなどありません。

そこで私は、その方に宣言したのです。

「今の僕には何もできませんが、将来は治せるように、整形外科医になります！」

そして私は、その瞬間から整形外科医になることを目標に医学と向き合うようになりました。

## 突きつけられた現実

大学時代、私が心血を注いだものがもうひとつあります。

それは、結婚生活と子育てです。

実は、私は大学一年生の頃に知り合った同じ医学部の同級生の女性と大学五年生の頃に授かり婚をしたのです。多くの人に支えられて大学を卒業し、研修医二年目のときには、二人目の子供も生まれました。

さらに勤務医として働きはじめた整形外科医一年目に三人目、その三年後にもう一人と順調に子宝に恵まれ、家族を増やしていきました。

整形外科医を目指すことを決めたときから、将来的には父親の経営する整形外科を継ぐことも考えていました。

しかし、私が勤務していた総合病院は勤務体系がしっかり整っていて、とても働きやすく、給料も悪くなかったこともあり、父親の病院を継ぐのはまだまだ先、父親が働けなくなった頃で良いだろうと思っていました。それまでは勤務医として働きながら、家族と楽しみ、このままの人生を続けていこうと思っていたのです。

ところが、そうも言っていられない現実が、忍び寄ってきていたのです。

ある日、たまたま実家に戻った私に父が声を掛けてきました。

「最近、整形外科の開業が増えてるよな」

確かに、知り合いが開業したという話もよく聞くし、町中にも新しい整形外科を目にすることが増えていた頃でした。

「うちの整形外科の周りにもいくつか出来ちゃって、そのせいで患者さんも減ってきてるんだよな」

そんなことは全く知りませんでした。当時の私は勤務医として別の病院に通っていたため、父の経営する整形外科が置かれた状況を全く気に留めていなかったのです。

将来、自分が継ぐかもしれないにもかかわらず、です。

翌日、私はインターネットで父の病院の周辺にある整形外科を検索し、その地図を手に、実際に町を歩いてみました。すると、徒歩数分圏内にいくつもの整形外科が乱立していることがわかったのです。中には古くから経営している整形外科もありましたが、最近できたであろう整形外科がいくつもありました。

「これでは、患者さんの奪い合いになってしまう」

実際、そのあとに父の整形外科を覗いてみると、平日の午前中にもかかわらず、待合室で待っている患者さんの数が極端に少なく思えました。私が子供の頃に遊びに来たときは、もっと溢れかえるように患者さんがいたはずです。

それが、父の経営する『渡辺整形外科』が置かれた現実でした。

「このままでは、五年後、一〇年後、いざ継ごうと思ったときにはもっとひどい継ぎにくい状況になっているかもしれない。いや、そもそも潰れてしまって継ぐことが出来ないかもしれない！」

そんな不安を抱いた私は、それから父の病院に患者さんを呼び戻すために何かできることはないだろうかと思い、勤務医を続けながら、週に一度、父の病院で働くようになっていったのです。

## 整形外科の現状

ここ数年の厚生労働省による調査などを見ていると、整形外科医の数は、父の言う通り大幅に増えています。資料による差はありますが、整形外科医の人数は内科医に次ぐ二番目もしくは三番目に位置しています。

ここ一〇年ほどで整形外科の診療所数に大きな増減は見られませんが、若い医師による開業が増えているように見受けられます。

以前は「研修医から勤務医となって、専門医としての経験を積んでから、四〇代で開業する」というのが病院を開業する一般的な流れでした。しかし、ここ数年は研修医を終えてから、すぐに開業するという医師も現れ始めたのです。

そのような経験の浅い医師が開業してもやっていけることがわかると、開業することへの敷居が低くなったのか、どんどん若い医師による病院が増えてきました。

一方で、本書の冒頭で紹介したような、責任を持って患者さんを治しきるという治療が出来ていない整形外科が多いという実情もあります。

患者さんは痛くて病院に来ているのに、

「レントゲンでは問題ないですね。痛み止めと湿布を出しておきますね」

と、痛みの原因を探るでも、痛みを取る治療をするでもなく、薬を出すだけで終わりにしてしまうのです。

そして、それでも治らなければ、「あとは手術ですね」と言うのです。しかし、いわゆる町医者として開業した整形外科で、手術をするようなところはほぼありません。手術をする設備も入院させる設備も持たないからです。その結果、大きな病院を紹介して、患者さんへの対応はそこで終わりです。

通院するとしても、温熱療法か、装置で身体を引っ張るか。それを延々続けるだけです。

「いつまでやるんですか?」

「治るまで頑張りましょうね」

「いつ治るんですか?」

「それはなんとも言えません」

そんなやりとりが、実際に世の中の整形外科では毎日のように行われているのです。


冒頭で書かせていただいたとおり、そこには制度や教育の問題があるのですが、実際の整形外科の現場では、完治させるまでのしっかりした体制が整っていないことが多いのです。

整形外科で扱うのは骨、筋肉、神経など、身体の痛みがメインです。これらは完治までに時間がかかったり、良くなる兆しが見えなかったりすることが多いのです。それは患者さんにとっては大きなストレスです。そのため、治療をしている間に患者さんが勝手な判断で来院しなくなってしまうというのも日常茶飯事です。

実際、整形外科では治らないから、整骨院や整体に通うという人も多いのです。整形外科という医療機関があるにもかかわらず、町中に整骨院や整体が多いのは、裏を返せば整形外科で治る治療が提供出来ていない証しでもあるのです。

なお、現在の当院は、痛みの原因を徹底的に探り、幅広い治療法の中から、最適なものを患者さんに提示するという医療体制をとっています。慢性的な痛みでも、根本的な治療をした後に、理学療法士によるリハビリも導入して約半年で治しきるようにしています。

## 制度の問題

医学の世界は日進月歩です。医療機器も目まぐるしく進化していますし、新しい手術の術式や治療法も日々、医学雑誌や論文で公開されています。誰もが驚くような新しい治療法だったにもかかわらず、数年後には古い、時代遅れのものになってしまうというようなケースも珍しくはありません。

にもかかわらず、日本の保険医療制度は三〇年前からあまり変わっていないものも多いのです。

整形外科で言えば、今では多くの医師がその治療効果がほとんど期待できないことはわかっているはずの温熱療法や牽引療法でも、三〇年前と同じように保険診療が認められているためそれなりに稼ぐことが出来るのです。

このために起きているのが、整形外科の『サロン化』です。

「良くなってるかどうかわからないけど、この年齢だから仕方がない。維持できていれば満足」

そういって完治を諦めている高齢者を集めて、先の見えないエンドレスな治療を毎日のように続けるのです。彼らはそこで毎日顔を合わせる他の患者さんと仲良くなり、そこで会うことを楽しみに整形外科に通院するようになるのです。

体調が悪いから来院するはずのクリニックでは、そこに来ていない常連患者がいないと、

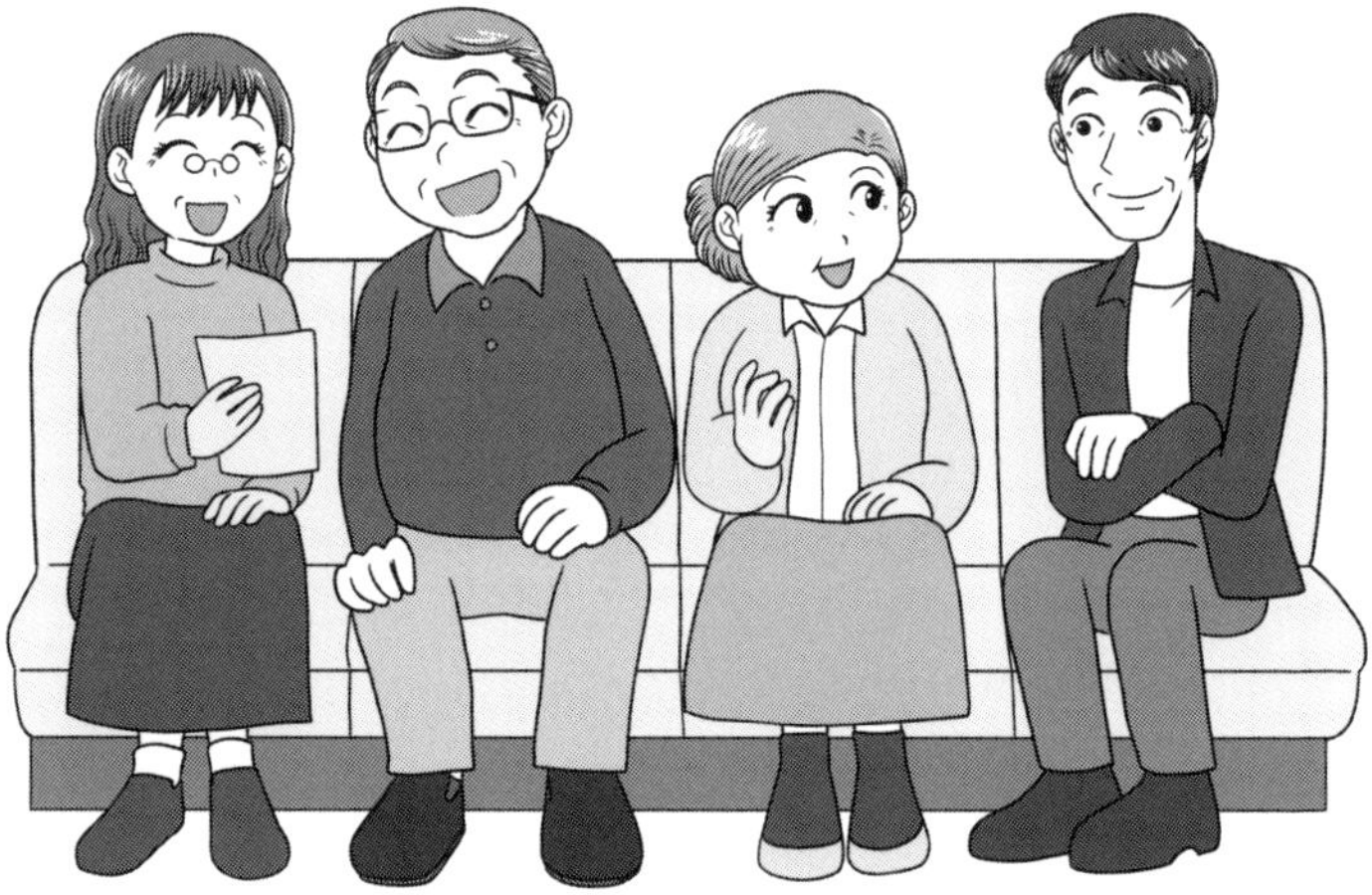

「○○さんはどこか具合が悪いのかな？」

と言ってしまう。そんなよく聞く冗談のような話も実際にあることなのです。

このような治すつもりのない経営体制でもそれなりに売上が上がってしまう。温熱療法や牽引療法をするだけで経営が成り立ってしまうというのが、実は整形外科の大きな問題なのです。

もちろん、すべての整形外科がそのような診療体制をとっているわけではありません。特に整形外科が乱立するような都会の激戦区では、企業努力を怠るようなクリニックには患者さんも来なくなります。

しかし、患者さんを奪い合う必要のない、競争相手となるライバルのいないような地域で、十分に経営が成り立っているのであれば、わざわざ企業努力をしようと思わなくても仕方がないことなのかもしれません。

そういった整形外科では、理学療法士によるリハビリを本格的に導入することも考えないことでしょう。

痛みや身体の不具合を抱える患者さんのことを考えれば、整形外科の治療に理学療法士によるリハビリは必要不可欠です。ケガからの完治を考えたり、不具合の再発を防ぐという意味では、患者さんに最も効果的な治療計画を立て、身体運動機能の回復や維持・向上を図る理学療法士の導入は必然です。

しかし、今の医療制度では小さなクリニックで理学療法士を雇用することは、人件費によって経営を悪化させるリスクがあるのです。小さな整形外科クリニックで理学療法士の雇用を確保しようと思えば、その人件費を捻出するため、理学療法士に患者さんを20分ごとに次々に対応してもらい、休みなくひっきりなしに働いてもらうしかありません。それでは患者さんに十分な理学療法を施すことも出来ませんし、理学療法士だって続かないでしょう。

そのため、現在の日本では理学療法士が多くいる整形外科といえば、中規模程度以上の病院がほとんどです。もちろん、小さなクリニックにも理学療法士がいないわけではありませんが、まだまだごく少数というのが現実です。

理学療法士のいないクリニックに通っている患者さんはきちんと治すなら理学療法士のいる病院に変えるしかないのです。しかも、大病院になると理学療法士のリハビリは重症な入院患者さんだけが受けられ、外来通院のできる患者さんはリハビリが受けられない病院ばかりです。

これはつまり、ほとんどの通院できる軽症の患者さんは理学療法士のリハビリを受けられないがために、徐々に重症化し、入院手術が必要になって手術後に初めて理学療法士のリハビリを受けることが出来るという、なんとも本末転倒な状況になっているのです。

先ほども書いたとおり、整形外科の治療に理学療法士のリハビリは必要不可欠です。

住んでいる場所で受けられる医療に差が出ないよう、小さなクリニックでも理学療法士を採用しやすくなるような制度の改善を強く望みます。

## 教育の問題

整形外科医は、その名の通り「外科医」です。外科とは「手術によって病気やケガを治療する分野」ですので、整形外科医も当然、手術をします。

各科を回る研修医時代も、整形外科を選んでからも、手術が整形外科で学ぶことのもっとも重要なこととして位置づけられています。

しかし、実際に整形外科医になって患者さんと向き合うようになると、整形外科医には手術以外にも重要なことがたくさんあることがわかってきます。にもかかわらず、整形外科医の教育はほとんど教わることがないのです。

実際に整形外科を訪れる患者さんのうち、手術が必要な患者さんは全体の一割もいません。それなのに、整形外科医の教育プログラムでは、その「一割にも満たない手術が必要な患者さん」を治療するためのプログラムになっているのです。

外来診療で痛みを訴える初診の患者さんに対して、どのように接して、どのような治療を検討するかも学ばないし、手術の必要のない疾病に対する教育はされていないのです。

そもそも整形外科には明確な教育プログラムはなく、所属した病院の指導医が持っている知識を教えてもらう程度のことしかできません。指導医が膝の手術が専門であれば膝の手術以外のことはあまり学ぶことができないので、自力で調べて診療するというのが現状です。それ以外の分野を知りたければ教えてくれる医師を自主的に探して転職したり、見学しに行ったり、セミナーを受けたりしなければならないのです。

つまり、自ら学ぼうとする主体性がなければ幅広い診療の知識や技術を磨くことは難しいのが整形外科の現実なのです。そして、そのようにして学べる多くの知識は、本格的な手術をする医者を育てるためのもので、町の整形外科医を育てるようなものにはなっていないのです。

レントゲンの結果だけで、骨に問題がなければ痛み止めと湿布で様子を見るという整形外科医が多いのも、このような教育に問題があると言ってもいいでしょう。

多くの整形外科医は痛みの原因を探る画像診断として、レントゲンとCTとMRIはある程度、先輩医師などから教わることもあるでしょう。大学病院などで勉強中の整形外科医は、レントゲン、CT、MRIを撮って、その患者さんが手術適用かそうでないかを判断します。手術適用であれば、どのような術式の手術になるのか、その手術に向けた勉強をします。教科書を繰り返し読んで、イメージトレーニングをして先輩と一緒に手術室に入り、そのやり方を見て学んでいくのです。

手術を選ばないものに関しては、「痛み止めと湿布で様子を見る」「ヒアルロン酸の関節注射かブロック注射」もしくは「町医者に任せる」というのが整形外科医の教育の実態です。このときに学ぶことといえば、何種類かある痛み止めや注射のどれを使うのがよいか、ということくらいです。

よほど大きなケガや病気でもない限り、今の日本では身体の痛みを診てもらう最初の医療機関は町の整形外科医であることも少なくありません。そして、病院で勤務する整形外科医も外来診療を行いますし、その一部が開業医として町の整形外科医になります。そう考えれば、現状の整形外科医の教育では、手術だけでなく、外来に来られる軽症な患者さんを手術以外で治す治療法も学ぶ必要があるのではないでしょうか。

こうした教育制度や、先の項で書いた医療保険制度が今の整形外科の現実に合うように整備されてくれれば、多くの整形外科は今よりもずっと患者さんファーストに立った治療が出来るようになるはずです。患者さんのためになる医療はそのまま、国民のため、国のための医療に繋がるのです。

# 過去

## 勤務医時代に学んだ大切なこと

医学部を卒業後、研修医としての二年間を経て、私は整形外科の勤務医として六年間に三つの病院で働きました。

右も左もわからないまま現場に立ち、恩師といえる先生や先輩医師などたくさんの人に支えられながら、実地で多くを学ぶ日々。それは確実に自分を成長させた日々でした。

この時代に学んだ多くのことが、整形外科医としての今の自分の考え方や、今、自分が経営する病院にしっかりと生きています。

ここでは勤務医時代の私が三人の恩師から学んだ、整形外科医として大切にしていることを紹介したいと思います。

## 骨粗鬆症への考え方

現在、私が経営している病院は『イノルト整形外科　痛みと骨粗鬆症クリニック』と言います。この病院名からもわかるように、私は骨粗鬆症《こつそしょうしょう》を整形外科として、とても重要な治療すべき病気であると考えています。

実はこれは、私が最初に勤務した病院で学んだ教えを受け継いだものなのです。

勤務医一年目、私は横浜私立大学附属市民総合医療センターの整形外科医となりました。「整形外科医となった」と言っても、自分でその道を選んだだけに過ぎません。研修医二年目からは整形外科を中心に勉強をしてきましたが、入ってみれば初めてのことばかり。初めての手術も初めての外来診療もいっぱいいっぱいの状態だったことをよく覚えています。

私はこの病院でひとつの整形外科チームの一員となりました。

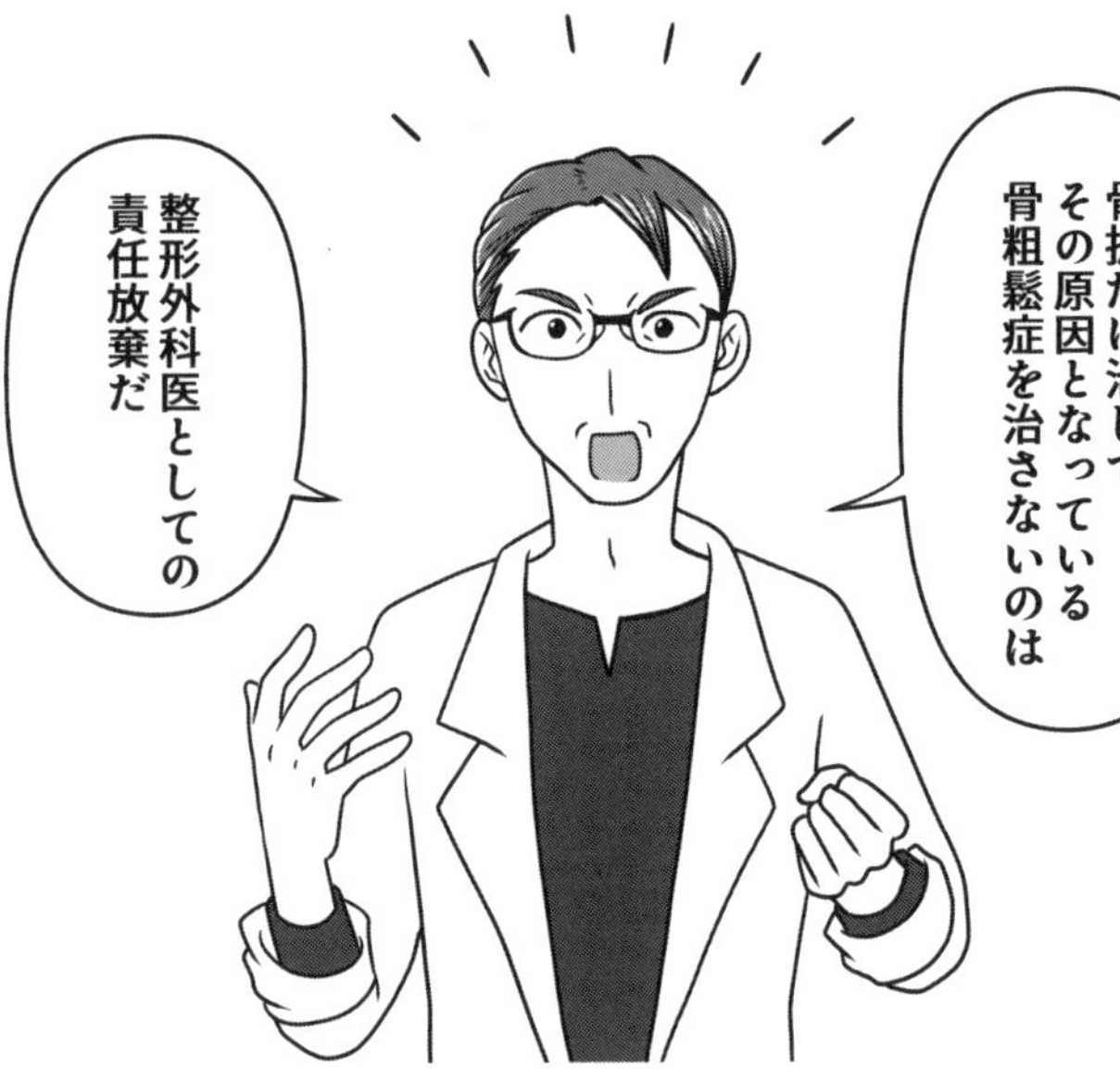
骨折だけ治して
その原因となっている
骨粗鬆症を治さないのは
整形外科医としての
責任放棄だ

「骨折だけ治して、その原因となっている骨粗鬆症を治さないのは整形外科医としての責任放棄だ」

　これは、そのチームを率いていた教授が若手の医師に何度となく言っていた言葉です。

　骨粗鬆症とは、簡単に言ってしまえば骨の量（骨量）が減って骨が弱くなり、骨折しやすくなる病気です。その患者さんが骨粗鬆症であるかどうかは骨密度と背骨のレントゲンを調べることですぐにわかります。大腿骨骨折や背骨の圧迫骨折のような、本来丈夫な骨を骨折しているのであれば、骨密度を調べるまでもなく、その多くの原因が骨粗鬆症でしょう。

しかし、残念ながら骨粗鬆症は整形外科の中でも専門的な一分野であるため、一部の整形外科医しかしっかり興味を持って学ぶこともありません。

それでも教授は、「骨粗鬆症をしっかり治療しなさい」と口酸っぱく指導されていました。なぜなら、骨粗鬆症が原因の骨折は二度、三度と繰り返すからです。年をとってからの大腿骨骨折などは生活の質を大きく下げてしまうだけでなく、介護が必要な寝たきりの生活が待っていたり、がん以上に寿命を短くしてしまうことも珍しくありません。そうならないために教授は「骨折したから、手術して終わりではダメ、骨粗鬆症も治しなさい」と繰り返し言っていたのです。

私はこの教授のもとで働いたことや、骨折して入院し手術しその後も介護で本人も家族も辛い思いになる方に嫌というほど出会ってきたことで、骨粗鬆症は全ての整形外科医がしっかり勉強して治療する必要のある、重要な病気だと考えるようになりました。

骨折をした患者さんが若者でない場合は骨密度を調べ、骨折の原因が骨粗鬆症であれば、それをしっかり治療します。

骨粗鬆症の治療の基本は薬と運動、それに食事です。

運動は走ったり飛び跳ねたりするほか、ウォーキングや筋力トレーニングなど骨に刺激が加わる運動が効果的です。ビタミンDは骨の材料であるカルシウムを体内に取り込むために必要な栄養素であり、日光浴によって体内でビタミンDが生成されるため外出も大事ですが、紫外線の問題もあるのでビタミンDのサプリを飲むのが一番有効です。

食事はカルシウムやマグネシウムの摂取が重要ですが、カルシウムの吸収を促進するビタミンDや骨へのカルシウムの取り込みを助けるビタミンKなどの栄養素も必要です。

女性は閉経後に骨吸収を抑える作用のある女性ホルモン「エストロゲン」が激減することで骨密度が最も低下するので、できる限り閉経前から骨密度をチェックして、数値が悪ければ治療を始めないといけませんし、良くても毎年検査を受けてほしいと思います。

## リハビリ・理学療法の大切さ

その後、神奈川県立汐見台病院に異動します。この病院では「スポーツドクター」である先生のもとでスポーツ整形外科を学ぶことになりました。多くの手術で執刀医をさせてもらえる環境で、私は外傷や人工関節を中心に様々な手術の執刀を経験しました。

この病院で働きはじめた私が先生から一番学んだことは手術そのものの技術もありましたが、それ以上に手術をした後の患者さんの復帰・回復を助ける「理学療法士のリハビリの重要性」でした。

この先生は、ロンドンオリンピック日本代表チームやJリーグ『湘南ベルマーレ』のチームドクターとして、多くの一流スポーツ選手の診療を行ってきた先生でした。

実際に汐見台病院にも多くのスポーツ選手が来院していました。膝の前十字靱帯損傷、半月板損傷、足首の靱帯損傷などの患者さんが多く、先生は選手生命まで心配されているような重症の選手たちに手術を施し、再び競技に戻れる状態にまで快復させていました。

スポーツ選手がケガから復帰する場合、「普通の暮らし」が出来るレベルになればいいわけではありません。スポーツ選手が患者さんの場合、ケガをただ治すだけではなく、パフォーマンスレベルをケガの前と同じ状態、もしくはそれ以上に引き上げなくてはならないのです。

私は先生のもと、多くのスポーツ障害に関わり、理学療法士と話し合い、実際にリハビリに励むスポーツ選手を目の当たりにし、彼らが競技に復帰していくケースをいくつも見てきました。

ここでの経験で私は、ケガをした患者さんの完治のためには知識と技術を持った理学療法士によるリハビリと的確な整形外科医の指示が不可欠なのだという思いを強くしたのです。

## 外来診療の重要性と手術の技術

私はその後、平成横浜病院に勤務するようになりました。この病院にも大変お世話になった先生がいます。

この先生は人工関節をメインとする整形外科医でしたが、手術を担当する患者さんはすべて自身が主治医となって担当するなど、とても患者さん一人ひとりに寄り添った対応を心がけている先生でした。外来診療にも力を入れていて、とても誠意のある姿勢で患者さんの話をしっかりと聞かれていました。

この説明を読んで、外来診療で患者さんの話をしっかり聞くことなんて当たり前のことでは？　と思われたかもしれませんが、実は外科医の場合、外来診療を苦手とする先生が多く、出来れば手術だけをしていたいという先生も少なくないのです。手術よりも外来診療の方が好きな人は外科医にはならない、というのは医師の世界では「あるある」かもしれません。

私はもともと外来診療に抵抗はありませんでした。患者さんと話をして、コミュニケーションをとりながら治療の経過を聞いていくのも嫌いではなく、苦痛ではありませんでした。それが、外来診療に力を入れる先生のもとで働くうち、より外来診療の大切さがわかってきたのです。

一方、手術に関しては自分の技術の限界を感じてもいました。上司の先生の卓越した技術を見ていると、

「手術が好きで上手い先生が手術をした方が患者さんにとっても幸せなのではないか」

と思うようにもなっていたのです。

父から『渡辺整形外科』の置かれている現実を突きつけられたのは、ちょうどそんな頃でした。

父が藤沢駅前で三〇年以上経営していた整形外科クリニックの業績が低迷しているという現実を知らされたのです。私はこのままでは潰れてしまうと思いました。

## カルチャーショック

私は平成横浜病院に勤めたまま、父のクリニックの業績を上げるため週に一度、午前中だけ渡辺整形外科で働きはじめました。

当時、渡辺整形外科で働いていた人たちは、父が若い頃からのスタッフばかりで平均年齢は六〇歳くらいでした。私は幼かった頃に何度か骨折をしては、父のクリニックで治療を受けていたこともあって、働きはじめた頃は懐かしい感覚だったのを覚えています。

しかし、働きはじめてすぐに、私は大きなカルチャーショックを受けることになりました。治療法がまさに「昭和」のままだったのです。これまで書いてきた多くの整形外科と同じく、患者さんの痛みに対し、骨に異常がなければ、温めたり、引っ張ったりという治療をリハビリと称して続けていたのです。理学療法士もいませんから、当然、本格的なリハビリも提供できません。

父自身、その治療法に大きな効果があるなどとは思っておらず、ただこれが整形外科の標準だからと惰性で続けていたのです。

時代は進み、治療法も変わってきているのに情報が何ひとつアップデートされておらず、古い治療法をずっと続けていたわけです。

医師にとって、新しい情報を仕入れることは患者さんのためになることです。身体の不調がよくならず、ずっと困っていた患者さんが、新しく開発された薬や治療法で良くなることがあるのですから、医師であるならば、新しい情報は自らどんどん取りに行かなくてはなりません。しかし、当時の『渡辺整形外科』では、それができていませんでした。

それでも、『渡辺整形外科』を頼って通ってきてくれる患者さんたちはいます。

そんな患者さんたちは、大きく三つのタイプに分けられました。

1つは、慢性的な痛みも通っていればいつか良くなると信じて通っている人たち。

もう1つは、病院に通って電気を当てていれば現状を維持できて、知り合いにも会えるという思いで通っている人たち。先に書いた整形外科のサロン化です。これはもう日課として通っていると言ってよいでしょう。

どちらもその治療法に効果がなくても長く通っていれば時間の経過とともに自然と良くなることもあり、そんなときは「頑張って通ったおかげ」と思い込むのです。

そして最後の一つは、慢性的な痛みではなく、突発的なケガを治療するために通っている人たちです。

患者さんが三つのタイプに分けられると言っても、来院患者数が少なく、診察件数のあまりの少なさに私は強い危機感を抱きました。「このままではまずい……」と本気で思いました。

はじめの頃こそ少し梃子《てこ》入れすれば経営状況が好転するのではないかと思っていたのですが、やがて、整形外科として今後も存続させるためにはもっと大きな変革が必要だと考えるようになりました。

そして、そのためには自分が新しい院長となって陣頭指揮をとって変革を進めていかなければならない。そう決意するようになりました。

## 目指すのは「しっかり治る治療をする」医療

病院を作り替えるならどのような病院にするか。

『渡辺整形外科』を生まれ変わらせるため、私はまず、自分の目指すべき医療の姿、病院の姿とはどのようなものなのかを考えました。

最初に浮かんだのは、

「ここに来てよかった」と思ってもらいたいということでした。

では、患者さんにここに来てよかったと思ってもらうにはどうしたらよいのでしょうか。

多くの患者さんは痛みなどの自覚症状がない身体を取り戻したいと思っています。

その思いに答えるのだとすれば、医師は「症状で困らない状態」を目指さなくてはな

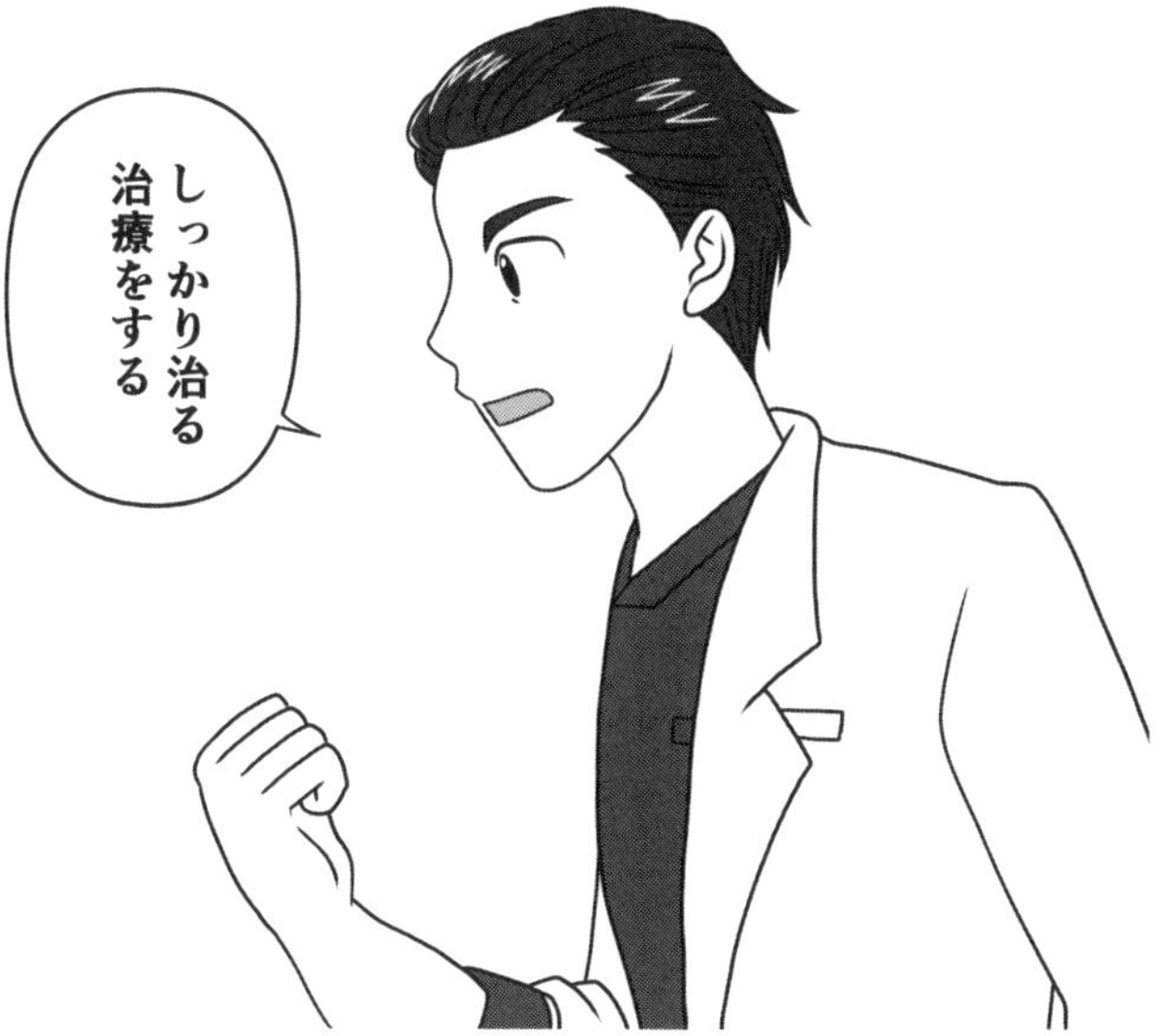


りません。そうです。患者さんを「症状で困らない状態」にすることが、患者さんに満足してもらえることになります。

先に多くの整形外科は「患者さんを完治させる体制が整っていない」と書きました。なかなか良くならなかったり、たらい回しにしたり、原因がわからないまま治療を続けたり……。

しかし、同じ整形外科でもスポーツ整形の分野では、常に完治やそれ以上を目指しています。ケガをしたスポーツ選手に対しては、ケガを治すだけではなく、パフォーマンスレベルをしっかりもとの状態に戻すところまでしなくてはいけないからです。そういったことから、スポーツ整形の医師や理学療法士の治療に対する意識が非常に高いことがわかります。

自分がやるなら、このレベルの医療を目指したい。

新しくする病院では、スポーツドクターのように「しっかり治る治療をする」医療を目指そうと決意しました。

## 痛みを治すならまずは大病院より腕のある町医者がいい

私は勤めていた大きな病院を辞め、父親が経営していた藤沢にある小さな町医者を継いで作り替えると決めましたが、実は、大きな病院と小さな病院でも、入院手術以外は実施できる治療方法に大きな差はありません。もちろん、規模の大小にかかわらず、情報をアップデートしない、旧態依然とした病院であれば話は別ですが、常にアップデートして、最新医療を提供しようとしている病院であれば、規模の大小はあまり関係ないのが実情です。

街の整形外科クリニックでは手術や入院の設備が整っていないことが大半ですが、整形外科が扱う病気は実は手術や入院が必要なものはそれほど多くありません。

逆に言えば、総合病院ではすぐに手術を勧めるようなものでも、町医者なら、手術をしなくても治せる治療法を提案することから始めます。手術・入院というのは、患者さんにとっては大きな負担となります。その前に、手術をしなくても治せる方法があるのなら、できる限り試してみたいという患者さんがとても多いのです。

もちろん検討の結果、その患者さんにとってどうしても手術が最良の選択ということであれば、紹介状を書いて大きな病院で手術を受けてもらうことになると思いますが、その棲み分けがしっかり出来ている方が多ければ、整形外科のみならず、医療界全体が円滑に進んでいくことになると思います。

患者さんの中には、大きな病院を受診したがる人が一定数います。医療について詳しくない一般的な患者さんであれば、その気持ちもよくわかります。

大学病院や総合病院などの設備の整った大病院の方が、しっかり治してくれると思っているのです。

でも、実はそんなことはないのです。どうしてだと思いますか？　実は、大学病院に行くと、最初に診察をしてくれるのは整形外科一年目などつい最近まで研修医だった経験の浅い先生なのです。

最近は、専門医を取った直後に開業する整形外科も多いと書きましたが、それでもまだまだ開業している町の整形外科医は、経験値の高いベテランの域に達している先生の方が多いでしょう。小さい町医者だからといって、不安に思ったり、心配したりせず、ぜひ頼りにしていただければと思います。

# 院長になって

## 最初に取り組んだこと

令和元年、私は平成横浜病院を退職し、渡辺整形外科の院長に就任しました。すぐに病院をフルリフォームし、病院名も『藤沢駅前順リハビリ整形外科』に変更したのです。

そこで最初に取り組んだこと。それは、理学療法士の採用と導入です。私は、自分が院長になるのであれば、理学療法士によるリハビリは絶対に導入しようと思っていました。

私は、それまでの勤務医時代の経験で、理学療法士によるリハビリにどれだけの効果があるのかをよく理解していました。

現在、手術を行っているような大きな病院では理学療法士を採用していないところ

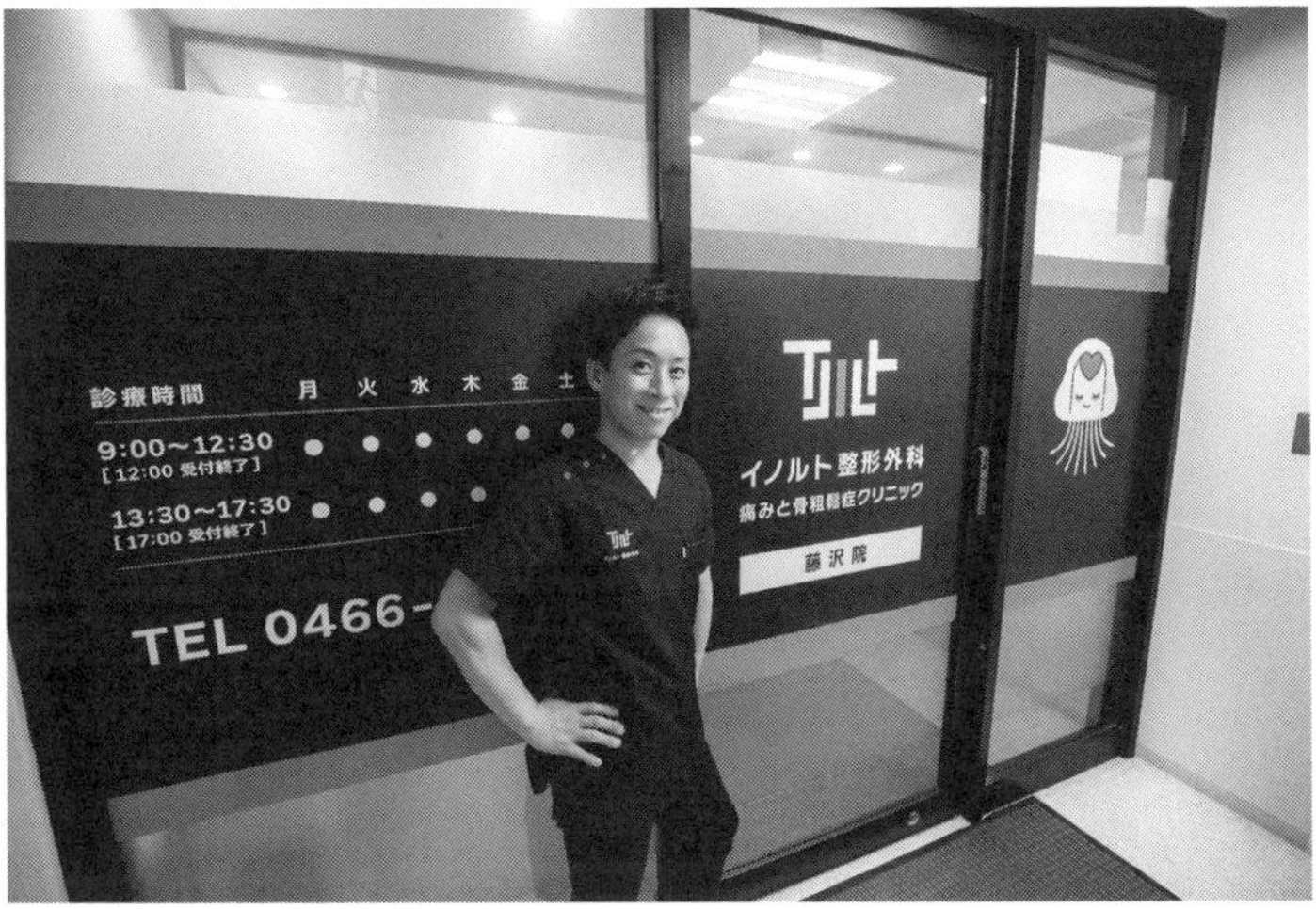


イノルト整形外科　痛みと骨粗鬆症クリニックへようこそ！

はありません。しかし、入院患者さんへのリハビリで手一杯で、外来に来院される患者さんにはリハビリを行っていない病院も少なくありません。そういった病院では、外来患者さんのリハビリは他の病院に回したり、外来患者さんに関してはリハビリを導入せずに様子を見るようなことを行っています。

　私がそれまでに勤務してきた病院ではそういったことは一切なく、外来の患者さんにもしっかりと理学療法士によるリハビリを行うことができました。そこで、リハビリの効果を目の当たりにしたのです。

新しいクリニックでは「痛みの治療にこだわる」医療を目指すと決めていました。痛みで困らない状態を目指すためには、理学療法士の力が絶対に必要でした。

ところが、これに父の反対を受けました。

「人件費がかかりすぎる」

「人を多く雇うのは大変。言うことだって聞いてくれないぞ」

長年経営者としてクリニックを守ってきた父の心配もわかりましたが、それはこちら側、人を雇う側の課題です。病院に来てくれる患者さんには何も関係ありません。患者さんを救うためには理学療法士が必要なのですから、こちら側の課題は自分で解決し、患者さんにはより良い医療を提供していかなければなりません。

結局、私は父の反対を押し切って理学療法士を採用し、理学療法士のリハビリを導入しました。

結果として、この変革は大成功と言えるものでした。患部に電気を流したり、温めたりするリハビリと称してやっていた物理療法を理学療法士による本来のリハビリの姿に切り替えたことで、患者さんの満足度が劇的に上がり、治療途中で通院を放棄する人が減ったのです。効果のある治療が多くの患者さんの心を掴んだのです。

この結果を踏まえ、私は院内で行われていた物理療法を見直し、必要のないものをどんどん減らし、代わりに理学療法士の人数を増やしていきました。

最終的に、理学療法士たちが「これは残してほしい」と言った物理療法だけを残し、それ以外はすべて廃止することにしました。

ここまで出来て、私は初めて患者さんに、

「うちで治療していけば良くなりますよ」

と、心からリハビリを勧めることができるようになったのです。

## 父との確執

今でこそ、感謝の気持ちとともに「父がいたからこそ、今の病院がある」と思えていますが、私が院長になって病院を変えたばかりの頃は、毎日のようにぶつかり、「もう嫌だ。一緒にやりたくない」と思う日々が続いていました。

新しいことを始めようとする度に、

「そんなのうまくいくはずない」

「そんなやり方は無駄だろう」

と否定的なことしか言われないのです。

冷静に考えてみれば、これまで経営のことなど一切やってこなかった若造が、今までの自分のやり方を一八〇度変えるようなことをし始めているのですから、反対するのも当然かもしれません。経営的に低迷しつつあったとはいえ、父は三五年もの間、自分のクリニックを守り続けてきたのです。まだなんの結果も出していない私を信用しろという方が難しいのかもしれません。

それでも私は、自分が絶対に必要だと思ったことは一切譲りませんでした。それがなぜ必要なのか、他所でうまくいっている事例なども話ながら、父を説得しました。

理学療法士の導入だけでなく、骨粗鬆症診療も古いままだったので、大学病院以上のレベルのことまで出来るように整備したのです。

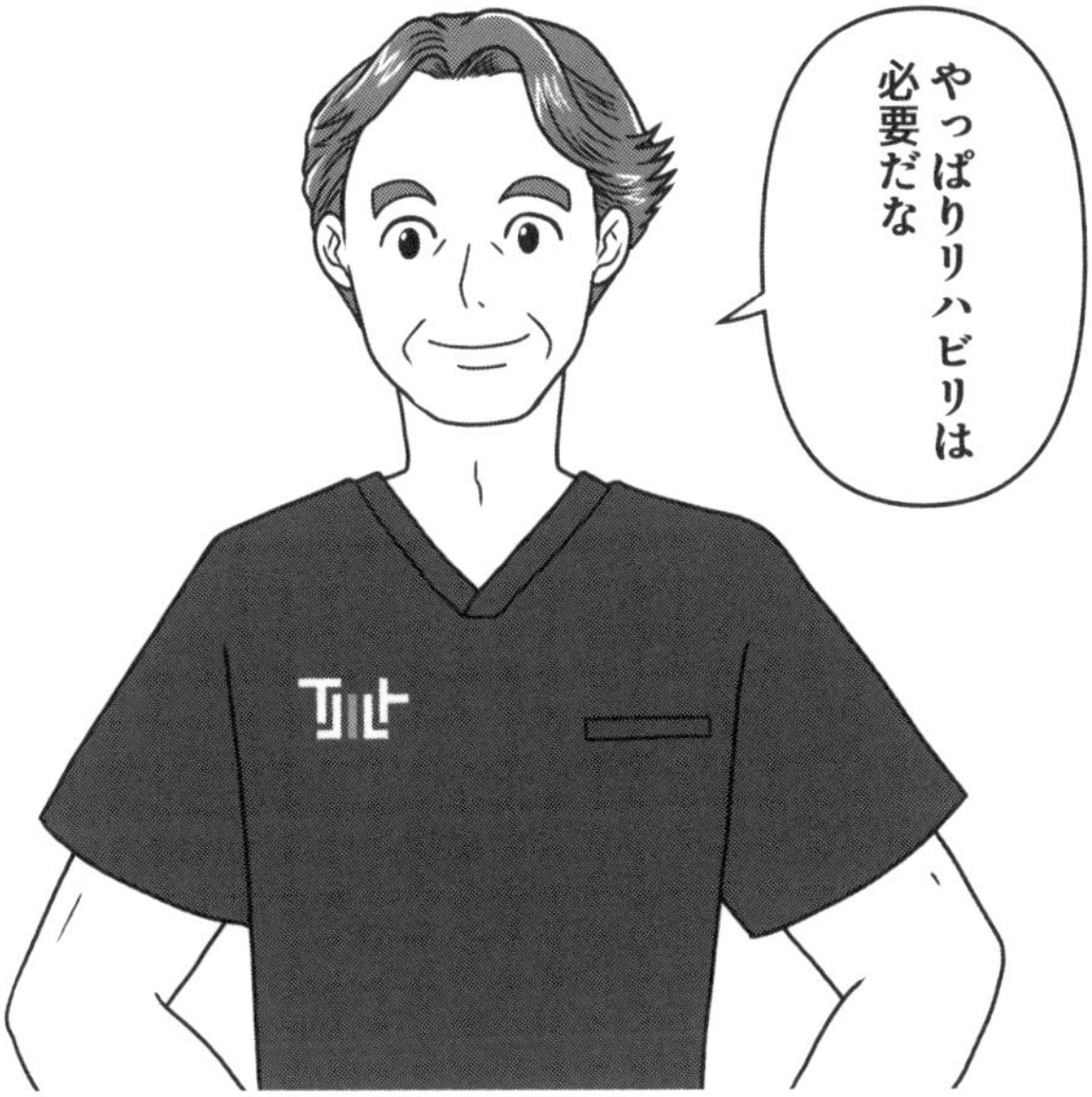


そして、徐々に患者数も経営状態も右肩上がりに過去最高を更新し続けると父も私のやり方を受け入れてくれるようになりました。何よりも患者さんがしっかりとよくなっていくことが嬉しかったようで、今では、

「やっぱりリハビリは必要だな」

と理学療法士によるリハビリの重要性をわかってくれるようになりました。

## コロナ禍の「ケガの功名」

当院は、整形外科としては珍しく完全予約制を採用しています。予約制にしておかなければ、一日に診られる限界以上の患者さんが来ることもあり、一人の診療に十分な時間を使えなくなることもあるからです。

もちろん、予約制にすることには大きなデメリットもあります。それは、ケガをしたばかりの人をすぐに診る時間を確保するのが難しいということです。ケガは、誰もが予期せぬ時にするものです。当然、それに合わせて当院を予約しておくことなど不可能です。

もちろん、当院がそのような患者さんをお断りしているわけではありません。ですが、どうしても予約の空きがなければ、予約診療が終わってからの診療となってしまうため、お待たせすることになってしまうのです。

一方で、長年の痛みに苦しみ、他の病院に通ってもよくならなかったという患者さんがわざわざ予約を取って来院されることもあります。このような場合、予約制の方がしっかり時間を取って、じっくりとお話を聞きながら対応することが出来るのです。

当院も、もともとは予約制を取っていませんでした。その頃は、患者さんを大変お待たせすることもあり、それがクレームに発展することもありました。そのため、混み合ってくると、どうしても患者さん一人に対する時間を短くしなければならず、十分な診療が出来ないことがあったのです。それは、十分に痛みを取り除く診療を提供するという当院の考え方からは外れたものであり、内心、葛藤がありました。

しかし、当院が完全予約制を導入した最初の理由は、待ち時間を解消するためではありませんでした。二〇二〇年に世界中を席巻した新型コロナウイルスへの対策として始めたものだったのです。

二〇二〇年一月に新型コロナウイルスの国内初の感染者が確認されると、店頭からマスクが消え、三月には東京オリンピックの延期が決まり、そして四月には総理大臣により緊急事態宣言が発出されました。

その勢いと同じように、当院からも患者さんの姿が消えたのです。『藤沢駅前順リハビリ整形外科』へと生まれ変わり、経営がようやく軌道に乗った頃のことです。人がおらず、閑散としたクリニックに恐怖を感じました。

そんな中でも通院してくれる患者さんはいました。このまま患者さんが減って病院が潰れてしまうかもしれないという思いに駆られていた私でしたが、こんな中でも通ってくださるこの患者さんたちをまず大切にしたいと思いました。

「こんな状況で患者さんが来てくれるなんて、本当にありがたいことなんだから、みんなで頑張ってこの危機を乗り越えよう」

そう言ってスタッフを鼓舞しました。しかし、得体の知れないウイルスに恐怖を感じ、怯えていたのは当院のスタッフも同じでした。混雑を不安視する患者さんのニーズに加え、スタッフの不安にも配慮し、私はスタッフを守る意味でも、完全予約制の導入に踏み切りました。完全予約制であれば、一度に来院する患者さんの人数は最低限に抑えられますし、いつどの時間に誰が来院したのかの把握も容易に出来ます。コロナ禍では、完全予約制での病院運営が適していたのです。

そして、これには「ケガの功名」とも言える効果がありました。

はじめは完全予約制にすることで患者さんが減り、当然、売上も落ちるだろうと考えていました。しかし、蓋を開けてみれば患者さんの人数は減ったものの、売上は予想に反して増えていったのです。患者さん一人一人にしっかりと時間が取れるようになると、これまで以上に、その患者さんに合った検査や治療法を提案したり、実際に提供することが出来るようになり、患者さんの満足度が上がっていったのです。これにより、続けて通院してくれる患者さんが増え、患者さん全体のリピート率も上がり、それが売上の増加に繋がったというわけです。

さらに、予約が埋まるようになり経営が安定したことで、診療終了時間の前倒しもできるようになりました。同じ給料で診療時間が短い方が働く方は嬉しいでしょう。おかげでスタッフの採用もしやすくなったのです。

同じスタッフが長く働いているということは、患者さんにとっても自分の状態をわかってくれるスタッフがいつもいるということです。スタッフの働きやすい環境を構築することは、患者さんに提供する診療の質の向上にも直結するのです。

## 有効な治療法を取り入れることは医師の責務

病院を新しくしてから、私は当院でできる「治療の幅」を増やすため、様々な医療技術を導入してきました。医療の世界は目まぐるしく進歩しています。新しい技術や知識を導入するのは、患者さんのためになることです。

しかし、新しいものを導入していくためには、相応の勉強も必要ですし、もちろんお金だってかかります。

私がそれを苦にせず、推し進めてこられたのは、好奇心旺盛で新しいもの好きという元来の性分に加え、目の前の患者さんをなんとかして治したいという気持ちが強かったからだと思います。当院を頼ってきてくれた患者さんをなんとかして救いたい。

「うちでは治らないから、他の病院に行ってください」などと言うのは医師としての

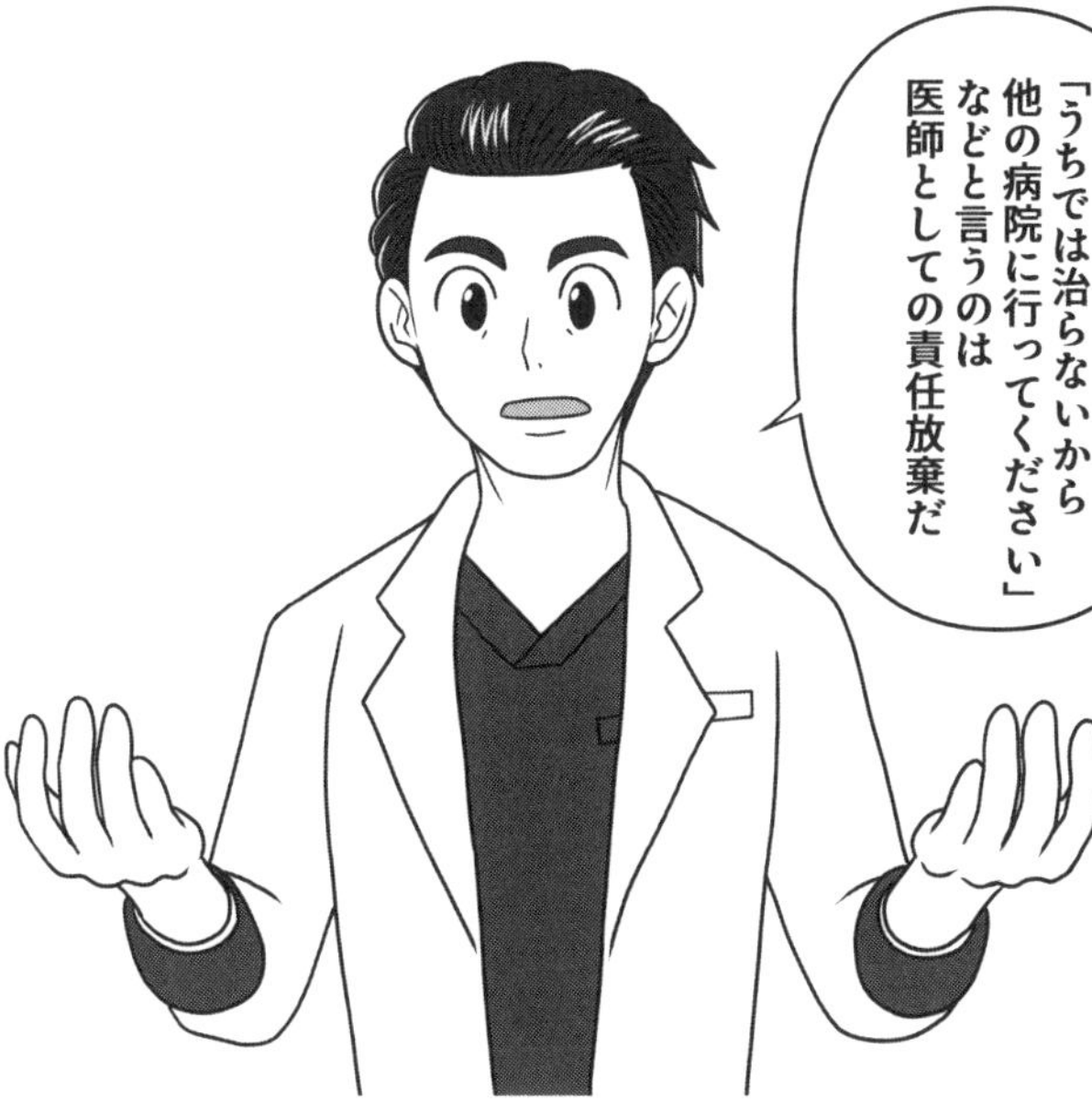
「うちでは治らないから
他の病院に行ってください」
などと言うのは
医師としての責任放棄だ

責任放棄だと思っています。それに、他の病院に行ったからといって、そこで必ず治せるという確証もないのです。

私には当院以上に、患者さんの痛みに本気で向き合い、取り除こうとしている本気のクリニックは世の中にはそう多くないのではないかと思っています。だからこそ、難治な症状でもなんとか治せる方法はないかと必死に考えてきました。その結果として、当院では様々な新しい医療技術や治療法が導入されてきたのです。

当院では、常に最新の医療技術に注目し、先進的な治療法を取り入れることで、患者さんにより早く痛みが取れると実感いただけるように努めています。

## 保険医療の呪縛

当院では、患者さんのニーズに合わせて幅広い治療メニューを提供していますと書きましたが、その中には「保険が適用されない自費での最新医療」も含まれています。

整形外科の場合、自費の治療を交通事故を除いてほとんど行っていないクリニックが実は多いのです。

しかし、患者さんは治すために整形外科に来るのです。痛みを取ったり、動かしにくい身体の部位をスムーズに動かせるようにするために来ているのです。それなら、たとえ保険適用にならない治療法だったとしても、

「あなたにはこの治療が適しています」

と、その患者さんにあったベストな治療法の提案をするべきだと私は考えます。先に書いたように、日本の整形外科の保険医療は三〇年ほど変わっていないため、保険が適用される治療法に偏っている実態があります。

しかし当院では、患者さんをしっかり診断した上で、それが保険適用にならなくても、「あなたにとってこれがベストな治療方針です」と丁寧に説明すると、多くの患者さんが納得して、説明された治療法を選ばれています。

一方で、多くの整形外科医を含めた保険医療の従事者は未だに、

「自費診療を患者さんに勧めるのは申し訳ない、金の亡者だと思われる」

といった古い意識のままなのです。

私はこれを「保険医療の呪縛」と呼んでいます。整形外科医療はその呪縛から完全に解き放たれないと、みんなが幸せになれません。患者さんも医師も理学療法士たち、スタッフも。

そもそも、高いかどうかを判断するのは患者さん側であるべきです。医療者が先に、

「この治療は高いのですが……」

と伝えると患者さん側は治療法の価値以上に割高だと受け取ってしまい、ついつい その治療法を躊躇してしまいます。

美容整形などは自費診療ですが、「綺麗になりたい」「痩せたい」というような多くの人の悩みを解決に導いています。歯科医だって、保険医療では満足できない患者さんに、自費のセラミックやインプラントを勧め、すでに多くの方に受け入れられています。

それなのになぜ、整形外科では自費診療が許されない雰囲気があるのでしょうか。保険医療は毎日、七割引のセールをしているようなものなのです。毎日、閉店セールをやるのが当たり前になっているのです。それが自費診療を勧めると、「なんで定価で売ってるの?」というように思われてしまいがちです。

そういった意味では、整形外科は歯科の一歩も二歩も遅れていると言っていいでしょう。その遅れを取り戻すには、医療者側も患者側も考え方を変えていかなくてはなりません。

患者さんの悩みを的確に解決するためには自費診療も必要です。我々はこれからも患者さんに最適な治療方法をしっかりと説明した上で、必要であれば自費の診療も選択肢の一つとして積極的に勧めていきたいと思っています。

## ハイドロリリースで口コミが急上昇

当院で、理学療法の次に取り入れたのが『ハイドロリリース』でした。

これは、超音波（エコー）の映像を見ながら、注射を使って生理食塩水を身体の中に注入し、筋膜などのファシア（身体の組織を覆う膜）を剥がす治療法です。それによって、肩こりや五十肩、腰痛などの痛みが取れるだけでなく、スポーツ障害などにも即効性のある治療法です。

まだ若手の整形外科医だった頃、その存在を知った私はすぐに、ハイドロリリースを学ぶ勉強会に参加しました。そこで、ハイドロリリースが大変効果的なことがわかり、痛みや不調に苦しむ患者さんのためにすぐに治療に使用していくべきだと思いました。

さっそく、当時勤務していた病院で、ハイドロリリースを実践してみました。思った通り、効果は抜群でした。すぐに「この治療法をもっと多くの患者さんに使いたい」と思いましたが、外来が忙しすぎたことに加え、超音波の機械が普段は外来には置かれておらず、治療のたびに他の科に借りに行かなくてはならなかったため、本格的な導入には至りませんでした。

新しい情報を自分から取りに行って、とりあえず試してみる。そして、良いと思えばすぐに導入するというのが私のスタイルです。そういった意味では、父親の後を継ぎ、クリニックの院長になった私に合っていたのかもしれません。大学病院などの大規模な病院であれば、どんなに治療効果の期待できる治療機器や治療法であっても導入するには時間がかかってしまうでしょう。しかし、自分が院長を務めるクリニックであれば誰かに決裁を仰ぐ必要もありません。もちろん、治療を施すにはスタッフの協力があってこそですが、自らの裁量で導入を決められるのです。

院長になったばかりで、新しいことに挑戦したい、他の整形外科とは違う治療をしていきたいと思っていた私にとって、ハイドロリリースはぴったりの治療法だったのです。

いま振り返るとハイドロリリースを導入したことは大正解でした。もちろん、個人差はあるものの、その治療効果は絶大で、当時、導入している整形外科がまだ少なかったこともあり、治療の効果を聞き知った患者さんにたくさん来院していただいたのです。

ハイドロリリースの治療効果は口コミになってどんどん広がっていきました。そして、その口コミがさらに患者さんを呼び、一時期は、初診の患者さんの四人に三人がハイドロリリースを希望するという状況でした。遠方からの患者さんやリピーターも増え、ついには海外から受診していただける整形外科になることが出来たのです。

## ハイドロリリースのもうひとつの効能

ハイドロリリースはその効果が期待できる症状も多岐に渡り、ぎっくり腰や五十肩のほか、首の神経や血管が圧迫され、手がしびれたり、冷たくなったり、力が入りにくくなったりする胸郭《きょうかく》出《で》口《ぐち》症候《しょうこう》群《ぐん》にも効果的です。また、薬ではなく水なので、妊婦や子供から高齢者まで安心して使えます。

私はこれまでにハイドロリリースを使った治療を一万件以上実施してきました。治療を多く行うことで得られることも多く、

「この症状はあの患者さんの時と同じだな」

「このパターンと同じ症状が前にもあったな」

と、過去の治療に照らし合わせ、

「だとしたら、こういう風にアプローチしてみよう」

と、過去の引き出しから最良の治療法を選ぶことが出来るようになったのです。

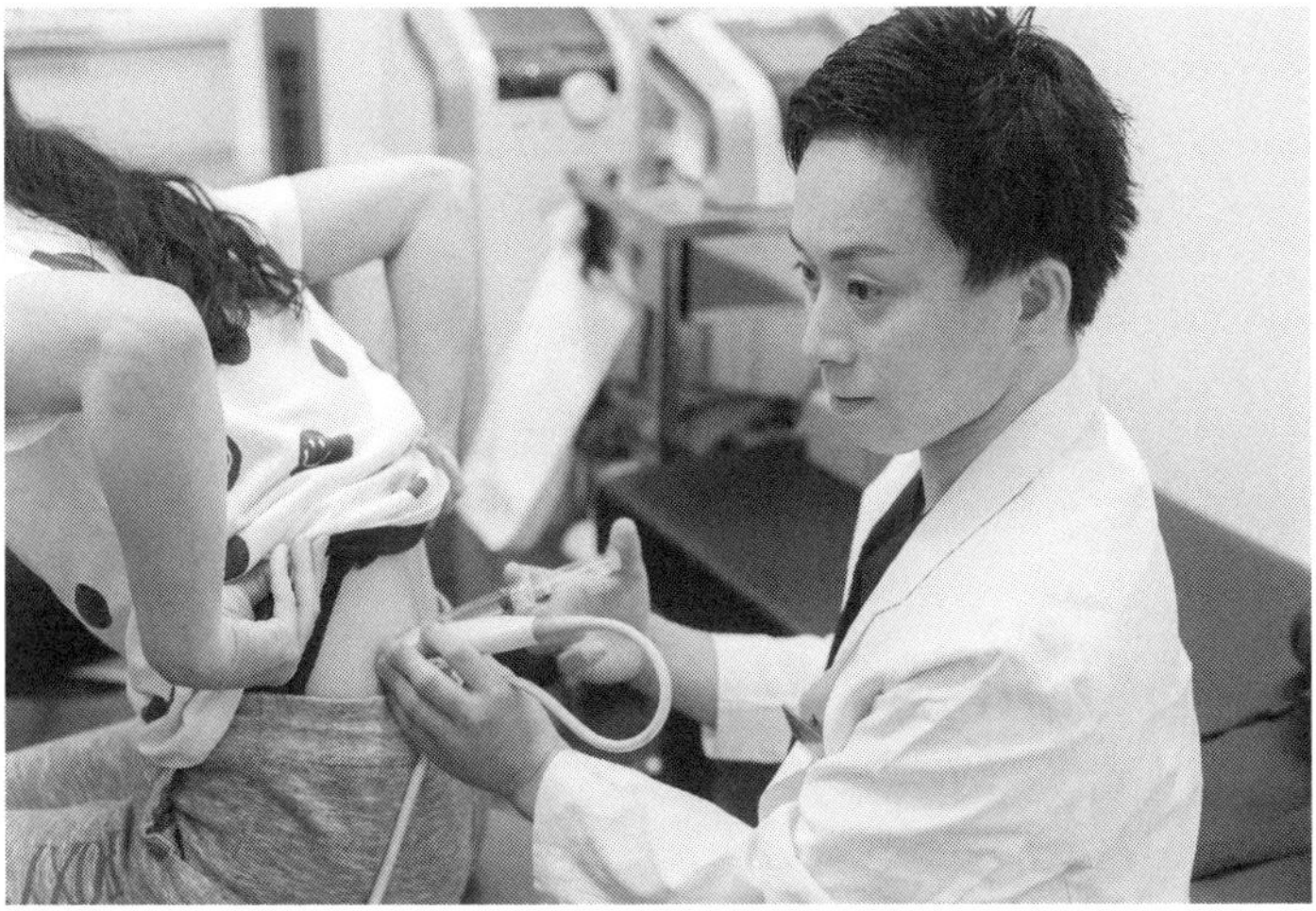

ハイドロリリース治療の様子

また、ハイドロリリースを導入したことは、医師としての自分にも大きな効能がありました。

実は整形外科医は開業すると承認欲求を満たしにくくなります。

大の大人が、それも人を助ける立場にある医師に自己承認欲求があるの？　と思われるかもしれませんが、それが仕事のモチベーションのひとつになることもあるのですから、承認欲求を満たすことは大切なことなのです。

医師にとっての仕事のモチベーションは、患者さんを救うことに繋がりますから、出来れば高い位置で保っていたいものです。

手術をすることが出来る大規模な病院に勤務している整形外科医にとって、一番の大きな役割は手術で患者さんを治すことになります。手術をする医師は、直接患者さんから「先生が手術をしてくれたお陰で歩けるようになりました！　本当にありがとうございます！」などと感謝されるわけですから承認欲求も満たされます。

しかし、整形外科の開業医のほとんどは手術設備のないクリニックです。そのため、整形外科医は開業するときにメスを降ろしてしまっているのです。すると、その途端、患者さんから直接感謝の言葉を言われることが一気に少なくなるのです。

整形外科で患者さんと触れ合い、患者さんを治していくのは多くが理学療法士です。その治療方針は整形外科医の指示のもとで決められているとは言っても、患者さんと直接触れ合うのは理学療法士ですから、当然、患者さんから感謝の言葉をかけられるのも理学療法士なのです。「先生！　理学療法士の○○さんのお陰で良くなってきました！」と。嬉しいけれど自分のお陰ではないとちょっと複雑な気分なんです（笑）。正直、感謝される理学療法士をうらやましいという思いで見ていました。

しかし、ハイドロリリースを導入すると、本当に早い方では注射を打っている最中から患部が楽になるため、患者さんは目の前で感動・感激し喜び、感謝の言葉を伝えてくれるのです。

患者さんからの喜びの声・感謝の声は、医師にとって何よりのモチベーションになるのです。

## サイレントマニピュレーション

実は、ハイドロリリースを導入してからも、ハイドロリリースとリハビリだけをやっていても良くならない五十肩の患者さんが一定数いることに悩んでいました。

「何か、次の一手を打たなければならない。その次の一手をどうするか」

そう考えた私が次の一手に選んだものが、『サイレントマニピュレーション』でした。

いわゆる四十肩、五十肩の原因は、老化により肩関節の周囲に炎症が起きることと考えられています。中には炎症が強く、長期間にわたり肩関節の硬さ（拘縮《こうしゅく》）により肩が上がらない凍結肩《とうけつかた》という状態になってしまう方がいます。これは、「関節包《かんせつほう》」という、関節を包んでいる袋状の膜が、ガチガチに固まって張り付いてしまっている状態です。本来はその袋が伸び縮みすることで、肩が動くのですが、固まってしまっていて動かせないのです。

サイレントマニピュレーションは、日本語では「非観血的肩関節授動術《ひかんけつてきかたかんせつじゅどうじゅつ》」と言います。「観血的」とは、医療行為でメスで切ったり、出血を伴う手術のことで、「非観血的」は、その逆。メスで切ったりしない手術ということです。「授動術」とは固まって動きにくくなった関節の可動域を広げ、動きやすくするという意味です。つまり、サイレントマニピュレーションは、メスで切ったりしない手術となるのです。

実は、授動術はかなり前から行われている治療法です。しかし、全身麻酔を使う必要があり、施術するには入院の必要があったのです。それが、超音波検査機の普及などにより、局所麻酔で授動術を行うサイレントマニピュレーションが可能となったため、入院設備を持たない町の整形外科医でも導入できるようになったのです。

私は、サイレントマニピュレーションを導入するため、すでに施術をしている整形外科医に連絡を取って見学と勉強をさせてもらいに行きました。

人の身体には、鎖骨の辺りに腕神経叢《わんしんけいそう》という神経の集まった場所があります。サイレントマニピュレーションは、そこに麻酔（神経ブロック）をかけることで、腕や肩の感覚をなくし、無痛かつ脱力状態を作った上で、医師がゆっくり肩を動かしながら固まった肩の関節包を破いていくという治療法です。

関節包が破けると、肩の動きの邪魔をしていたものがなくなるわけですから、肩の動かせる範囲が五十肩になる前に一気に戻ります。

ただし、サイレントマニピュレーションでは、あくまでも関節包の問題しか解決できません。実は、多くの五十肩では肩周囲の筋肉の動きも悪くなっているため、理学療法士のリハビリやハイドロリリースとの併用が必要になります。

## 体外衝撃波治療

院長に就任した当初は、当院に長らく通院されていてもあまり良くならない、治療の効果が見えてこないという患者さんもいらっしゃいました。様々な情報を収集する中で、そんな患者さんの治療に効果があるかもしれない情報に出合ったとき、私はその治療法を積極的に導入しました。中には多少値の張る治療機器などもありましたが、どうしても患者さんを治してあげたいという気持ちが勝ってしまうのです。

ここで紹介する『体外衝撃波治療』は、そんな思いから導入した治療法です。

「衝撃波」とは、音波の一種で、音速を超えて伝わるエネルギー波のことです。筋肉や脂肪など、身体の中を通過するため、体内の深部にある患部にも照射が可能です。この治療法が開発された当初は尿路結石などの石に対して衝撃波を与え、外科手術を行わずに石を砕く治療のために利用されていました。

それが二〇年ほど前に、整形外科治療用にも開発されたのですが、あまり普及しませんでした。機械が高額であるにもかかわらず、日本では集束型体外衝撃波治療は足底腱膜炎《そくていけんまくえん》という病気が半年治療しても治らなかった場合のみしか保険適用がされていなかったためです。足底筋膜炎とは足の裏の土踏まずのアーチ部分を支え、衝撃を吸収するクッションの役割を果たしている足底腱膜に起きた炎症のことです。

それがここ数年、様々な整形外科疾患に効果があることが実証されてきたことと、より安価な拡散型体外衝撃波治療器が開発されたことにより、整形外科クリニックを中心に広まりつつあるのです。

この体外衝撃波治療は、長引く関節や筋肉の痛みがなかなか改善しない患者さんに適した治療法です。高エネルギーな衝撃波を用いて治療を行い、組織や細胞に刺激を与え、疼痛《とうつう》や炎症を強力に取り除くだけでなく、組織の修復を促す効果も期待できます。さらに、関節痛や肩こり、腰痛などの慢性疼痛だけでなく、骨折や捻挫、靭帯損傷などの外傷にも効果的であり、身体へのリスクがほとんどないのも特徴です。

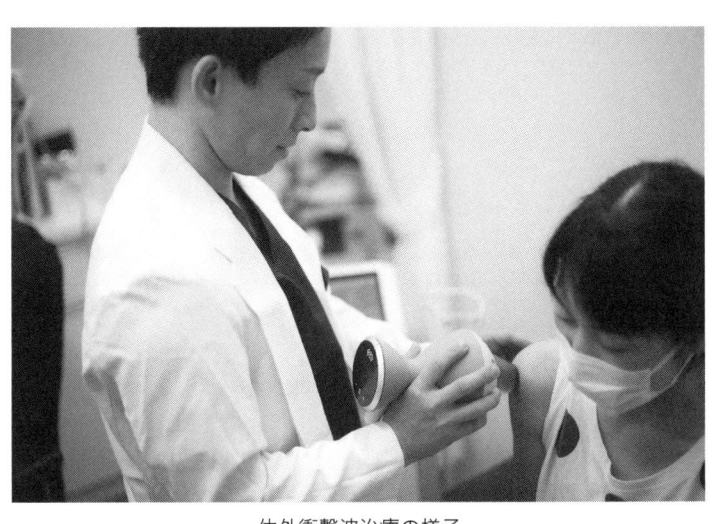

体外衝撃波治療の様子

体外衝撃波には集束型と拡散型の二種類があり、それぞれ異なる特徴を持っています。集束型体外衝撃波は、エネルギーが組織深部に集まり、集まった点で最大となります。一方で、拡散型も衝撃波と呼ばれている場合が多いですが厳密には衝撃波ではなく圧力波といい、エネルギーが皮膚表層から組織深部に向かって放射状に伝わっていきます。エネルギーは皮膚表層で最大となり、深部に進むほど小さくなっていきます。集束型の方が本来の体外衝撃波で、拡散型よりも強力なエネルギー波となり、拡散型よりも高い治療効果が期待できます。

当院での治療の際は、拡散型では最短で二分程度、集束型では一〇分程度かかります。医師や技術者が専用の機器を操作し、患者さんに応じた適切な治療を施しています。

## 再生医療PRP療法

当院では、再生医療も積極的に導入しています。

ハイドロリリースや体外衝撃波など、いくつかの治療法を導入した後、次にどんなことをやろうかと思っていたところで、日本人メジャーリーガーの治療などで再生医療が注目されたことで一般の患者さんたちにも知られつつあったため、当院でも再生医療を導入することにしたのです。

再生医療とは、ケガや病気で損なわれた身体の機能を元通りに戻すために、人間が持っている「再生する力」を利用し、細胞や組織、臓器の再生を行う治療法です。治療できる病気やケガの幅も広く、糖尿病などの内科疾患や婦人科疾患、整形外科疾患のほか、形成外科や美容目的の治療まで様々です。

再生医療は、外科的な手術や薬物療法など他の治療法と比較して、安全性が高く、治療の効果がより長期的で効果的であることが期待されます。細胞や組織を再生することで、組織損傷を起こす疾患を治療することが可能です。

整形外科の分野でよく知られている再生医療が『ＰＲＰ（Platelet-Rich Plasma：多血小板血漿《たけっしょうばんけっしょう》）療法』です。

このＰＲＰ療法は主に関節の治療に用いられます。

人がケガをして出血すると、その血が固まってかさぶたとなり、やがてかさぶたが剥がれると、そのケガをした箇所が治っています。これは、血液の中にある組織を再生する血小板などの働きによるものです。

しかし、関節の中には血流がありません。関節の中の軟骨や膝の半月板の一定の部分などが何かのきっかけで傷ついてしまっても、自ら再生する能力はなく、傷んだままで治りにくいのです。

そこで、患者さんの血液から組織を修復する働きのある血小板などを抜き出して、修復能力を高めたＰＲＰを人為的に関節の中に入れ込み、傷んだ箇所を修復しようというのがＰＲＰ療法です。

最近では、ロサンゼルスドジャースの大谷翔平選手が肘の治療に取り入れたことでも知られています。

ケガをしたスポーツ選手は、少しでも早い回復を望みます。同じように治療に効果があったとしても、入院やリハビリが必要な手術では復帰までに時間がかかってしまいます。そのため、身体への負担が少なく、ケガを早く治す治療としてＰＲＰ療法が注目されているのです。

しかし、そんなＰＲＰ療法にも弱点はあります。

ひとつは医療機関側の弱点です。

再生医療に関する法的な制度が厳しく、申請にかかる費用が高額であるだけでなく、年に一回の更新にも費用がかかるため、医療機関としては初期投資の回収がなかなかできない治療法でもあるのです。さらには、加工のための機器やキットにも高額な費用が掛かってきます。

もうひとつは患者さんの負担というデメリットです。

この治療法は自費診療なので、もちろん費用面の負担というデメリットもありますが、さらに患者さんの負担となるのが「痛み」なのです。

患者さん自身の血液から作られたＰＲＰを打つといっても、ＰＲＰは血小板はもちろん白血球も含まれるため、関節内への注射後に一時的に痛みを引き起こすことも少なくありません。

私も自分で自分の身体に打ってみましたが、想像以上に痛かったです。こんな痛いものを患者さんに進んで勧めるのは躊躇してしまうな、というのが本音です。

## ＰＲＰ療法の進化系

ＰＲＰ療法の欠点は「患者さんに痛みが伴うこと」と書きました。

そこで、私はもっといい治療法がないかと情報を集めました。すると、まさにＰＲＰ療法の進化版ともいえる治療法に行きあたったのです。

ＰＲＰ療法はもともと血小板が放出する成長因子の組織修復能力に着目して開発された治療法なのですが、新しく見つけた治療法の「成長因子療法」は、この成長因子のみを抽出し、これを活性化させて患者さんの身体に戻してあげるというものです。

ＰＲＰ療法の場合では作成当日の注射が必須でしたが、成長因子療法はフリーズドライ加工されていたり、冷凍が可能なものもあるので、必要なタイミングで溶解して利用できるため、長期保管が可能になります。あらかじめ採取・製造しておいて必要な時に身体に戻すという使用方法も可能になるのです。治療の要となる成長因子の量は濃縮できるため、ＰＲＰ療法の数倍以上になることもあると言われています。

そしてこの治療法の画期的なところは血球成分がないので、関節に打っても痛みがほとんどないことです。ＰＲＰ療法で私が懸念していた「痛み」を解消した治療法なのです。

さらに、血液の加工は専門業者に送って行ってもらえるため、クリニック側は加工に必要な高額な機材を揃えなくてもいいのです。これも大きなメリットです。

実はどちらの治療法も、最初は一つの企業が始めたことでしたが、今では複数の企業が参入し、各社の企業努力と競争のおかげで品質もさらに改善されています。今では多くの整形外科でも使いやすい治療法となってきています。

残念ながら現状はまだ、ＰＲＰ療法も成長因子療法も一〇〇パーセント、全員に効く治療ではありませんが、多くの方に満足していただいています。

最近では再生医療に体外衝撃波治療を合わせることで、治療効果を高めることが出来ることがわかっています。そのため、当院でもその二つの併用を率先して行っています。

## 幹細胞治療とハイドロリリースの技術

幹細胞とは、皮膚や血液など絶えず細胞が入れ替わる組織を保持するために、失われた細胞を再び生み出して補充する能力を持った細胞です。幹細胞は、骨髄・脂肪・臍帯《さいたい》など様々な場所に存在し、身体のあらゆる部位を修復・再生する様々な細胞の供給源となっています。しかし、この幹細胞の数は、加齢に伴って減少していきます。

そのような幹細胞を患者さん本人から採取し、培養・増殖させてから患部に注入するのが幹細胞治療です。

幹細胞治療は、幹細胞の含有量・成長因子・免疫抑制力の高さと採取のしやすさから、最近は腹部などの脂肪から採取した幹細胞を用いた治療が多くなっています。

ＰＲＰ療法や成長因子療法だけでは不十分で幹細胞治療を望まれる患者さんもいるため、当院でも導入することにしました。

整形外科の領域では、この幹細胞治療を関節の治療に多く用います。中でも多いのが膝と股関節です。

しかし、幹細胞治療を導入している整形外科の中には「膝関節」の治療にだけ、幹細胞治療を用いている病院もあります。「股関節」は幹細胞を患部に注入するのが技術的にやや難しいため、幹細胞治療の実施を避けている病院もあるほどです。

私は、股関節への幹細胞治療も行っています。当院は以前からハイドロリリースを治療法として導入していたため、超音波画像を使用して注射を打つ施術に慣れていました。この技術があれば、股関節に幹細胞を注入することは難しくないのです。

## ほしいのは「技術」ではなく「解決方法」

これまで私は多くの新しい知識や技術、治療機器などを導入してきました。そして、それはこれからも続くことでしょう。痛みや障害を抱える患者さんに少しでも良くなってほしい、期待に応えたい。そんな思いで、クリニックも医療者もアップデートさせていきたいと思っています。

最近では、血管治療を導入しました。

身体の痛みの多くは炎症によって起こります。そして、その炎症が起きている場所では細かい血管が増えるのです。これが「炎症性血管」です。

この炎症性血管が痛みを起こす原因の一つになっており、この現象に、ある放射線科医が目を付けました。

放射線科医は、カテーテル治療という血管内の治療を行うことができます。血管のカテーテル治療というと、狭くなった血管を広げるというのが一般的なイメージかもしれませんが、中には、動脈瘤の治療などのように、血管を詰まらせる治療もあります。

そこからの発想で、炎症性血管に何かを詰まらせれば痛みが消えるのではないかと考えたのです。そして、その考えは間違っていませんでした。

炎症性血管はとても細い血管ですが、そこにカテーテルや動脈注射で炎症性血管にのみちょうど詰まるサイズの粒子を注入すると、その粒子が炎症性血管を詰まらせ、痛みを消してくれるのです。もちろん、その粒子で他の通常の血管が詰まることはありません。

炎症性血管が確認できる痛みには、『変形性膝関節症』や『テニス肘』、『足底腱膜炎』、『ヘバーデン結節』、『アキレス腱炎』など整形外科領域の痛みが多くあります。

これらの痛みは他の治療方法でも完治や軽減することが出来ますが、中には痛みが残ってしまい、長い間痛みに悩む患者さんもいるのです。

私は、そんな患者さんのためにこの血管治療を導入することにしました。整形外科医にはカテーテル治療は技術・設備面で導入が難しいですが、整形外科医用に超音波検査機で動脈を見つけて血管内に薬剤を入れられるように開発された治療法もあります。動脈注射でも十分な効果が期待できるものです。この治療法は痛みで悩む方をさらに多く減らすことができるようになるかと思っています。

医学の世界は日進月歩です。

このような新しい治療法が日々、生み出されているのです。この本で紹介した治療法が数年後にはもう古い治療法になっているということもあるかもしれません。

医学を学び、様々な技術や知識を得てきた医師が新しい治療法を手にするということは、医師がもっと患者さんに貢献できることになります。より良い治療法を増やし、患者さんのその時に最善のものを選ぶ。どんなに賢い医師でも、新しい治療技術を学んで取り入れていかなければ、最善の治療法を選ぶことは出来ないのです。

私は、治療法にこだわりはありません。今、導入している治療法よりも、患者さんの痛みや悩みを解決してくれる治療法があるのであれば、率先して導入していきます。

一つ一つの技術も必要ですが、一番必要なのは目の前の患者さんに合ったベストな治療法の提案なのです。必要な治療法もあれば、もっと身体的な負担の少ない治療法が別にあれば導入する必要のない治療法もあります。

## 失敗からの学び

私が院長になって、クリニックをリニューアルさせた頃、クリニックのそばに新しい整形外科が開業しました。周辺にはもともとライバルと言えるような整形外科がいくつかある中での新規参入です。しかも、その整形外科は当時私が考えていた整形外科の形ととてもよく似たスタイルのクリニックだったのです。

「周りの整形外科には負けられない」—「地域で最も人気の整形外科にならなくては」という強い思いがありました。

長く通ってくれている患者さんもいましたし、スタッフの生活だって守らなくてはなりません。私は医療知識の勉強だけでなく、セミナーなどに通ってクリニックの経営についても学ぶようにしていました。

それでも、出来ることといえば、誠実で的確な治療をして目の前の患者さんの満足度を上げることしかありません。とにかく地域で一番になること。一番になれば、それがさらに患者さんを呼び、より磐石な医療体制を作れるものと信じていました。

クリニックを成長させるために、私はとにかく必死になっていたのです。

しかし、私が必死になるのと反比例するように、スタッフの心は離れていきました。

私は、とにかくなんでも試してみないと気が済まないタイプです。試してダメならすぐに変えればいいだけ。そう思っています。何か物事を好転させるには、とにかく新しいことへのチャレンジが必要なのだと思っていました。挑戦！　挑戦！　挑戦！だと。

しかし、世の中にはそういった新しいことへのチャレンジや変化が好きではない人の方が多いのです。変化をするということは、何かしらこれまでと違ったことをしなくてはならないわけですから、それが不安や大変だと感じてしまうのです。

私は、「これで行くぞ」と言って指示を出したことでも、やってみて上手くいかないとわかると、すぐに「やっぱり止める」と、すぐに止めてしまうことが何度もありました。朝令暮改です。

しかし、これに振り回されるのは現場のスタッフです。彼らからは「ついていくのが大変だ。辛い」という声も上がっていました。それでも、私はスタッフたちに様々な指示を飛ばしていました。

「この変化の激しい時代で、挑戦し続けないと潰れてしまう」

「私がみんなを引っ張っていかなくてはいけないんだ」

「クリニックは自分がなんとかしないといけない」

そんな思いでがむしゃらに働き、それにスタッフもついてきてくれていると思っていました。それが、患者さんのため、クリニックのため、そしてクリニックで働くスタッフのためになると信じて疑わなかったのです。

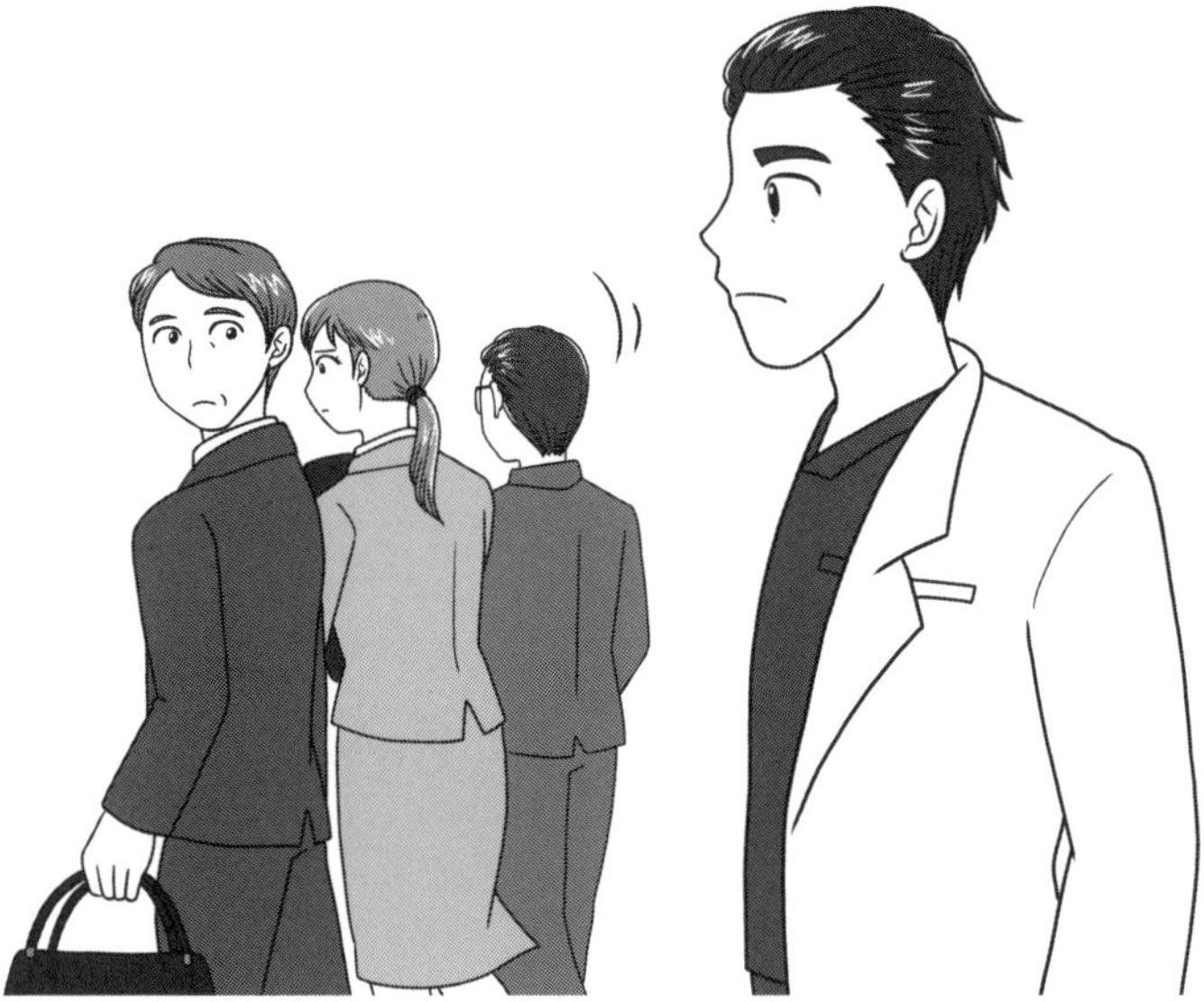

クリニックとして求める治療レベルが高いということも、スタッフたちはわかってくれていました。理学療法士として患者さんに接し、完治した患者さんから感謝される。それには彼らも喜びを感じていました。しかし、それだって限度がありました……。
「こんなにたくさん患者さんが来て、働き蟻みたいに搾取されるのは嫌だ」
短期間で理学療法士など多くのスタッフが辞めてしまいました。

経営者とスタッフの意識にギャップがありすぎたのです。当たり前のことですが、その時まで、私はそのことに全く気付いていなかったのです。

この頃働いてくれていたスタッフにしてみれば、

「自分はずっと地球にいたいのに、院長だけ宇宙に飛んで行ってしまった」

そんな感覚だったのかもしれません。

もっとしっかりヒアリングをして、スタッフの意見を吸い上げて話し合いながら物事を進めていければ、意識のギャップも小さく出来たに違いありません。そうすれば、このような大量離職も起こらなかったはずです。

もともとは上司と部下が一対一で面談も行っていたのですが、コロナ禍に対面で行う色々なことを減らしていく中で、これもなくしてしまっていたのです。

「やってもやらなくても変わらない」

当時はそんな思いがあって止めてしまっていたのですが、やっていたからこそ、スタッフのさまざまな思いを汲み取っていたということに全く気がつかずにいたのです。

患者さんの満足度を上げようとするあまり、挑戦！　変化！　の裏側で、スタッフの満足度を下げてしまっていたのです。

結局、スタッフの大量離職で一番迷惑を被ったのは通院してくれていた患者さんたちなのです。当たり前ですが、スタッフの存在はクリニックにおいてなくてはならないものだからです。

## この大失敗から私は多くのことを学びました

同じ失敗を繰り返さないために、当院が目指す志に共感した方の採用の推進とスタッフの満足度を上げていくことを決めました。

また、残業を減らし、コロナ禍で中止していた自由参加の飲み会を再開したり、スタッフ同士のスポーツ会を実施するなど、コミュニケーションを増やしたり、スタッフの意見を積極的にクリニックの運営に取り入れることで、スタッフの満足度の改善を図っています。

さらには、週休3日制やホワイト企業の認定も目指しており、スタッフにとってやりがいと満足度の高いクリニックの運営が出来れば、それはそのまま患者さんの満足度にも繋がると考えています。

# 未来へ

## 医師は一番の営業マン

二〇二四年四月に、『藤沢駅前順リハビリ整形外科』は、『イノルト整形外科　痛みと骨粗鬆症クリニック』として生まれ変わりました。それに合わせて、藤沢院をリニューアル。同年六月には大阪市に大阪京橋院、同年十二月には横浜市に横浜院を開院し、働く医師も理学療法士など多くのスタッフも増えました。

イノルト整形外科の医師と理学療法士は皆、目標として掲げた、「しっかり治る治療」を目指しています。これまで私とスタッフがやってきた、患者さんの満足度を高める治療方針です。

どの院でも同じ水準の医療を提供できなければいけません。そのために、当院では医師のマニュアルを作って医師の治療技術の教育もしています。そこには医師として

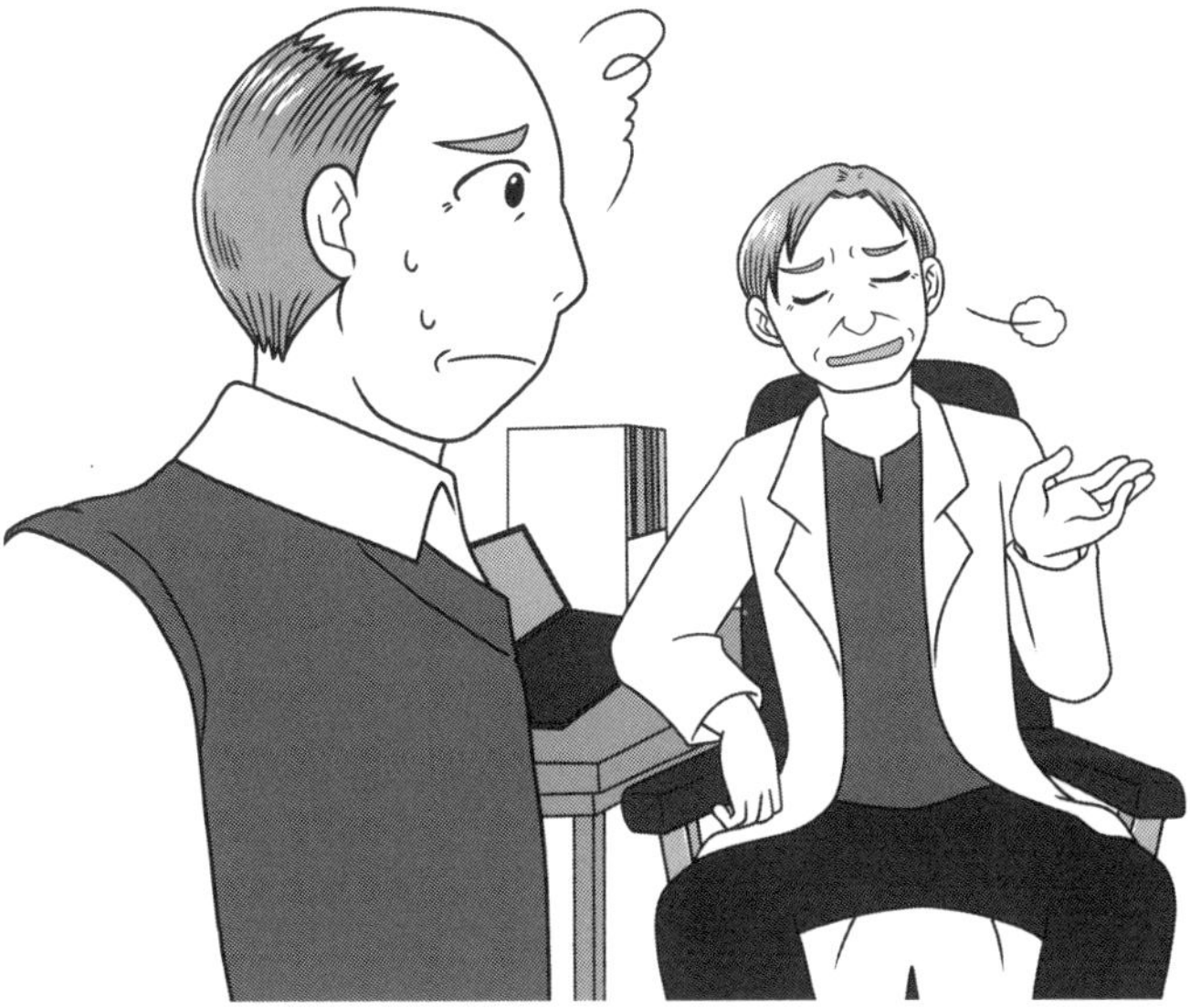

の治療方針はもちろんですが、患者さんへの対応の仕方もしっかり書かれています。私はこの点こそ一番大切にしてもらいたいと考えています。

病院によっては、医師が患者さんに対して上からものを言ったり、横柄な態度を取るところもあります。

病院は身体に不調があって、誰しも多かれ少なかれ不安を抱え、医師を頼りにしてやってくるところです。医師の態度、医師の一言は患者さんに大きな影響を与えるものです。

そんな医師が不親切だったり、横柄だったりしたら、患者さんはその病院で安心して治療を続けることが出来るでしょうか。

患者さんには丁寧に対応する。疑問や質問にはしっかり答え、患者さんにもやもやしたまま帰っていただくことがないようにする。そして、不誠実な対応で患者さんを怒らせてはいけない。

どれも当たり前のことです。当然、患者さんに対して敬語を使わないのは論外です。接客業のお店がやっている当たり前のことを医師やスタッフもやればいいのです。医師はただの職業の一つでしかない、患者さんより偉いと思ってはいけないのです。

世の中には車や家など営業の仕事がたくさんあります。お客さんが求める幸せな未来を実現しやすくなるような商品を適切に説明して案内するのが営業マンの役目です。そして、患者さんは誰の助言よりも医師の言うことを信じています。だからこそ、医師は適切な診断と治療法を提案し提供することで、その患者さんの幸せな望む未来に導く営業マンでなければならないのです。

## 「治療の幅」を広げるスタッフ

整形外科において「しっかり治る治療をする」のに理学療法士の存在は欠かせません。当院でも、毎日忙しく働いてもらっていますが、適切な施術を施し、患者さんの悩みの症状を改善するためには、理学療法士も勉強が必須です。

当院では、理学療法士のために講師を招いて勉強会を開いたり、補助を出して外部研修に行ってもらったりしていました。

最近ではこれをバージョンアップして理学療法士の育成のために理学療法士向けに講師をしているベテランの理学療法士を教育長として配置し、独自の教育プログラムを作り、マンツーマンやグループで教えて、優秀な理学療法士を増やす取り組みも始めました。

当院において大切なことは、「しっかり治る治療をする」ことです。患者さんの悩みを解決する方法を増やせるのであれば、スタッフは医師や理学療法士だけとは考えていません。例えば、管理栄養士が栄養指導することで減量して膝や腰の痛みが減る方や、看護師などが長期に渡る骨粗鬆症治療を受ける方を励まし継続し続ける意義を繰り返し理解してもらうことで治療継続率が上がったりもします。今後は医師や理学療法士以外にも、「治療の幅」を広げられるノウハウを持つスタッフを揃えていきたいと考えています。

## 学び合う医師集団に

経営を学ぶためのセミナーなどに参加するようになって、SNS上には経営者のグループがいくつもあることを知りました。経営者たちはそこで、様々な情報交換をしているのです。開業医のための経営塾のようなグループもあり、いくつかに所属しました。

それを見て、私はSNSで整形外科医のグループを作れないだろうかと考えました。開業医は孤独です。誰もが情報共有をできる場や、ともに勉強できる場、相談できる場があれば、整形外科医全体の知識や技術の底上げに繋がるのではないかと思っ

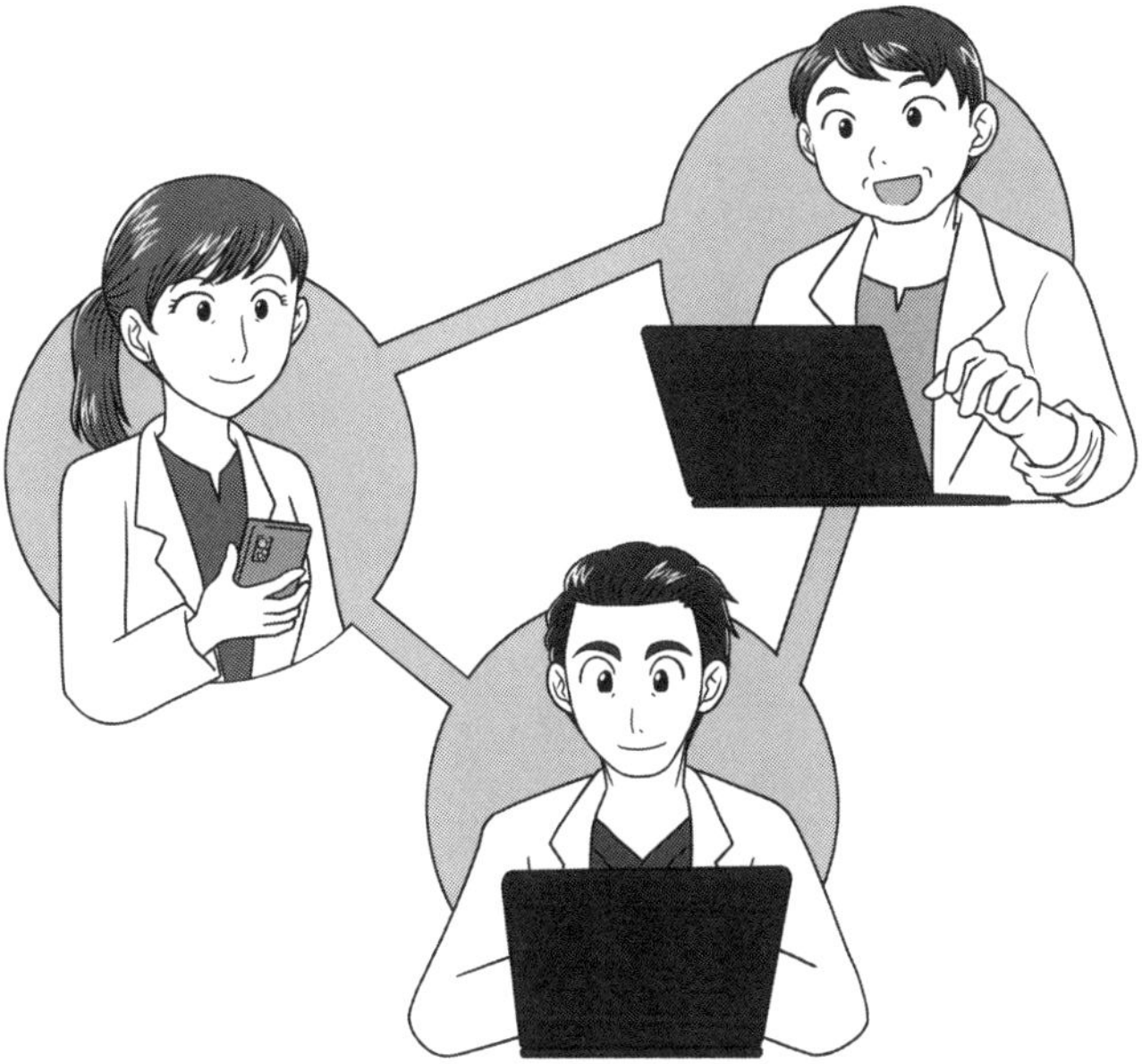

たのです。
　そして私は、思い立ってすぐにそんなグループを起ち上げました。治療を学び合う、知識を高め合う場として、まずは当院で働く整形外科医に声を掛けグループに入ってもらい、たまに医師からの質問を受けて答えています。今ではグループの全スタッフに参加してもらっています。
　気軽に入れるように、今はみんな、グループをシェアしているだけです。その気軽さで、情報共有をしたり、わからない症例があったときにすぐに相談できるようにしているのです。

そうすることで、そのコミュニティに居続けることのメリットが大きくなり、人数が増えていくことになります。人数が増えれば増えるほど、そのコミュニティの価値は高まり、入った医師やスタッフとしてもかけがえのない知識のアップデートの場となります。

医師同士がいつでも自由にコミュニケーションをとれる場は整形外科医の大きな武器として唯一無二のものになるでしょう。

一人の知恵、一人の技術より、みんなの知恵、みんなの技術の方が強い。

私はこのコミュニティを学び合う医師集団として、最高のツールにしていきたいと思っています。

## 同じ考えのクリニックを全国に

今、私が思い描く整形外科医としての夢は、

「全国に同じ考えのクリニックを広めること」

私と当院が目指す医療は一貫しています。

それは、患者さんファーストに立った「しっかり治る治療を提供する」医療です。

しっかり治る治療を提供するには、常に新しい情報を求め、知識、技術、治療機器などをアップデートし、時代を先取りして治療の幅を広げていく必要があります。

そして、その治療の幅の中には、患者さんの選択肢の一つとして自費の治療法であっても、保険診療より高い治療効果の望める治療法であれば積極的に取り入れていくべきです。

私がなぜ、このような夢を思い描くようになったのか。

患者さんファーストの診療を心がけているうち、当院はインターネット上の患者さんによる口コミの評価が上がり、ありがたいことに整形外科でトップレベルの評価をいただけるまでになりました。

その口コミがさらに患者さんを呼び、北は北海道、南は沖縄県まで、全国津々浦々から患者さんがお金と時間をかけて当院まで足を運んでくださっているからです。

しかし、ある時から私は、

「これは異常なことなのではないか?」

と思うようになったのです。

身体の痛みや不具合に対して治療を行っている整形外科や整骨院、整体は巷《ちまた》に溢れています。設備の整った大学病院だってあります。それなのに、地元では全く良くならず、遠く離れた当院を訪ねてきているのです。

「いったいどれだけ治していないんだ、整形外科は」

いつからか私は、そんな思いを抱えるようになってしまったのです。

しかし、私もはじめからそう思っていたわけではありません。今思えば、結果的に私は運が良かったのだと思います。

父が経営していた頃の整形外科クリニックの来院者数が減り、それを何とかするために令和元年に院長になったものの、周りはライバルだらけの競合地域でした。さらに、強いライバルが現れ、対抗しようとしている中でコロナの打撃を受けました。私はその中で、地域で一番になれなければ潰れてしまうという危機感から、自分たちが生き残るためには、常に患者さんファーストの医療を心がけなければならないと自分やスタッフに言い聞かせて治療に励んできました。

私が目指す患者さんファーストに立った「しっかり治る治療」というのは、そのような厳しい状況の中だったからこそ、強く根ざすことが出来たものだったのです。

そして私は今、思うのです。

「私が出来たのだから、他の整形外科医にだってできる。この志を理解・共感し、同じ考えを持って治療に励んでくれる医師や理学療法士は少なくないはずだ」と……。

患者さんファーストに立った「しっかり治る治療」。

この考えを持った整形外科が全国に増えれば、痛みに苦しむ人は間違いなく減っていくのです。

私は今後、多くの整形外科医や理学療法士と連携し、一人でも多くの痛みに苦しむ人を救っていきたいと思っています。

# 五十肩で悩んでいたAさんの話

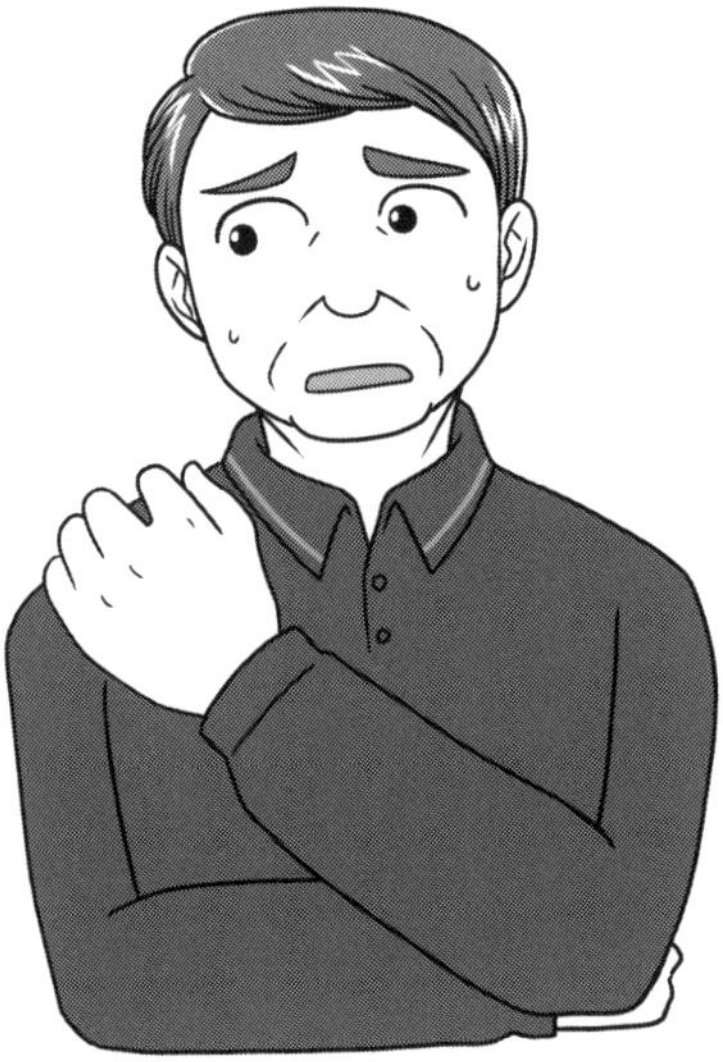

私が五十肩になったのはもう五年以上も前のことです。

はじめは肩に違和感が少しあるというくらいのものでしたが、その違和感はすぐに痛みに変わり、気がつけばあまりの痛みに、腕を水平以上の高さに上げられなくなりました。

そうなると、普通の暮らしは出来ません。着替えはおろか、ドアの開け閉めにさえ苦しむ日々です。それまで当たり前に出来ていたことが出来なくなることで、自分で自分が情けないとさえ思うようになりました。夜も寝返りによる激痛で目が覚めて睡眠時間もままならず、本当に辛く悲しい日々でした。

そして、その痛みがいつまで続くのかがわからないということにも、私は苦しみました。

地元で、いくつもの整形外科や整骨院、整体などに通いましたがいっこうによくならず、全く先の見えない治療を続けていたのです。もう元の暮らしに戻ることは出来ないのかもしれない。そんな思いも頭をかすめました。

それでも、私は諦めることができず、私の五十肩を治すことが出来る方法を探していました。インターネットで検索するだけでなく、多くの知人にもいい治療法がないか聞いて回ったほどです。その頃の私はそれほど切羽詰まってい

イノルト整形外科
痛みと骨粗鬆症クリニック

たのです。

そんな時、大阪にある五十肩の治療を専門とする整骨院のことを知りました。口コミなどを読み、ここなら私の肩も治してくれるかもしれないと思いました。すぐに連絡を取ったのですが、しっかり治すためには、その整骨院に頻繁に通う必要があるというのです。

私が住んでいるのは九州です。治療のために大阪まで頻繁に通うことなど出来ません。そう伝えると、その先生は「五十肩を一回の治療で治してくれる先生がいる」と、神奈川にある整形外科を紹介してくれたのです。それが、『藤沢駅前順リハビリ整形外科』(現『イノルト整形外科　痛みと骨粗鬆症クリニック』)だったのです。

はじめは半信半疑でした。五年間、どこに通ってもよくならなかった私の五十肩です。それが一回で治るなんて簡単には信じられません。それでも、五十肩専門の整骨院からの紹介ということもあり、私はこの病院に行くことを決めたのです。

数日後、決して安くはない交通費を使い、私は九州から神奈川県藤沢市へ向かいました。たどり着いたのは、思っていたよりもずっと小さなクリニックでした。

まだ若い院長先生に話を聞いてもらい、腕の動きを見てもらいました。すると先生は、その場で治療できるというのです。

「すぐに完治するのは難しいかもしれないが、七〇〜九〇%は動かせるようになる」

そう言われても、私はまだ信じ切ることが出来ませんでしたが、藁にもすがる思いで、治療をお願いしました。

鎖骨の少し上あたりに麻酔の注射を打ち、それから先生が固まった肩を伸ばしていくように私の腕を動かしていきます。麻酔が効いているのか、いつもだったら上げたら痛い角度も全く痛くありませんが、肩からは強力にくっ付いたマジックテープが剥がれるときのようなベリベリといった音が聞こえてきました。そして、施術を受けること五分、先生が麻酔の掛かった腕を頭上まで上げたとき、私は声を上げて驚きました。

なんと、腕が上がったのです。それも、頭の真上まで……。それは五年ぶりの感覚でした。

「そんなに痛かったですか？」

先生から心配そうに尋ねられて、私は初めて、自分が涙を流していることに気がつきました。自分の腕を肩よりも高く上げられることに感動し、泣いていたのです。

まるで魔法にかけられたような不思議な体験でした。

「もっと早くこの整形外科のことを知りたかった」

そんな思いはありますが、九州から時間とお金をかけて藤沢に行ったことは、正しい判断だったと言い切れます。

私と同じように、五十肩で長く苦しんでいる方がいるのであれば、ぜひ、藤沢まで足を運んでもらいたいと思います。

きっと、昔の自分を取り戻せると思います。

# 感動治療

## ～身体に悩みのある人へ～

この本の読者の中には、身体に痛みなどのお困りの症状があって、整形外科での診断と治療を考えている人もいるでしょう。

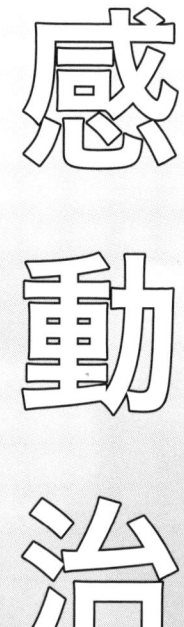

本書で紹介してきたような治療法を試してみたいと思った方もいると思います。

一方で、新たな治療法を試してみたいものの、実際にどの程度の症状がどれほど改善されるのかよくわからない。本当に効果のあるものなのか、もう少し具体的に知りたいという方もいるはずです。

そこで、この章ではこれまでの当院での治療で、劇的に効果があったという患者さんの話をしていきたいと思います。

もちろん、誰にでも同じような治療効果が約束されるものではありません。しかし、どんな症状にどんな治療が効果的であり、どれくらいの治療期間で、どの程度の回復が見られるのか、その目安にはなるのではないかと思います。

ここでは、診察から治療までの患者さんと私とのやり取りがよりイメージしやすいよう、会話形式で診察や治療の説明、その結果などを紹介していきたいと思います。

※わかりやすく会話形式にしたもので実際の診察を再現したものではありません。

# 肩こりと腰痛の痛みとも薬ともサヨナラ!

## ――三〇代　女性　斎藤さん（仮名）のケース

渡邉　初めまして、斎藤さん。統括院長の渡邉と申します。今日はよろしくお願いします。

斎藤　はい、斎藤です。こちらこそ宜しくお願いします。

渡邉　今日は、肩こりのご相談で合っていますか?

斎藤　はい、肩こりが酷いんです。

渡邉　こういう状況になったのはいつ頃からですか?

斎藤　ここまで酷くなったのはこの二、三年くらいです。

渡邉　肩こりはもっと前からですか?

斎藤　はい。

渡邉　肩こり自体は高校生くらいから酷かったです。
では、長い間悩まれてたんですね。

斎藤　肩こりは、どのような感覚ですか？
痛みが走るとか、ずんと重い感じがするとか……。
両方です。

渡邉　肩は重い感じがするんですが、首の方は固く突っ張った感じの痛みです。

斎藤　痛みや重みの感じ方は一定ですか？

渡邉　毎日、夕方になると酷くなります。
肩から痛みが広がる感じで、首が痛くなって……。
酷いときには頭痛がして、辛くて痛み止めを飲まないと生活できないときもあります。マッサージとか整体に行くとその日は良いのですが、翌日には戻っている感じでして……。

斎藤　そうでしたか。ちなみに、これまでに医療機関で診てもらったことはありますか？

斎藤　なんか、ただの肩こりで病院に行くっていうのは大げさかと思って今回が初めてです。

渡邉　肩こりは、頚肩腕症候群という診断名が付くれっきとした病気ですので遠慮せず整形外科クリニックを受診してください。

斎藤　ただ、整形外科によっては温めたり少しのマッサージを漫然と続けないといけないようなところが多いと聞いていたので……。

渡邉　たしかに、そういう整形外科がまだまだ多いのも仰る通りです。

斎藤　私の姉が通っていた整形外科がそうだったみたいで……。

　　それで病院に行くのを躊躇《ためら》ってたところもあるんです。

渡邉　お姉様はその病院であまり効果を感じられなかったんですね。

斎藤　はい。時間とお金だけ取られたと言っていました。

渡邉　そうでしたか……。ただ、今はお姉様が通われていたような整形外科ばかりではありません。根本的な治療をして、痛みをしっかり治し、再発しにくい状態にできるような治療法を提案してくれる整形外科を選ばれるのが

斎藤　良いと思います。
　　　はい。なので、私はホームページをしっかり調べた上でこちらを受診してみようかと……。
渡邉　ありがとうございます。では、少し肩を触らせてください。
斎藤　はい。
渡邉　確かに肩の筋肉が固く張っていますね。
　　　ではまず、ハイドロリリースで肩の痛みを取り除いてみませんか？
斎藤　それはどんな治療法なんですか？
渡邉　ハイドロリリースは超音波画像で筋膜や周辺の組織を確認しながら、生理食塩水など人体に使える水を注入し、筋肉や神経の周りにあるファシアという薄い膜を剥がすことで、痛みや突っ張り感を取り除くという治療法です。
　　　例えば筋肉の場合、人間の全身にはたくさんの種類の筋肉があります。それぞれ異なった動きをするのですが、その異なった動きをする筋肉同士が

イノルト整形外科
痛みと骨粗鬆症クリニック

重なる場所を隔てているのが、筋膜という薄い膜です。

筋膜は筋肉と筋肉の間以外にも、皮下脂肪と筋肉の間にも存在します。

このような薄い膜は他にも神経などの周囲にもあり、ファシアと呼ばれています。

いわゆる肩こりや五十肩、腰痛など、痛みのある部分では、この筋膜が固くなっていたり、何重にも重なっていたり、癒着を起こしていたり、動きが悪くなっていたりと様々な異常を起こしているんです。

ここに生理食塩水を入れて筋膜やファシアを剥がすと、筋肉や神経に発生した痛みが一度で大幅に改善しやすいんです。

これは、肩こりなどの慢性の痛みだけでなく、スポーツ障害などの痛みにも即効性のある治療法として効果的なんです。

斎藤　これだけ長い間、ずっと痛かったような肩こりでも、痛みが取れるものですか？

渡邉　はい、1回だけでも肩こりの症状は大幅に改善されることが多いです。

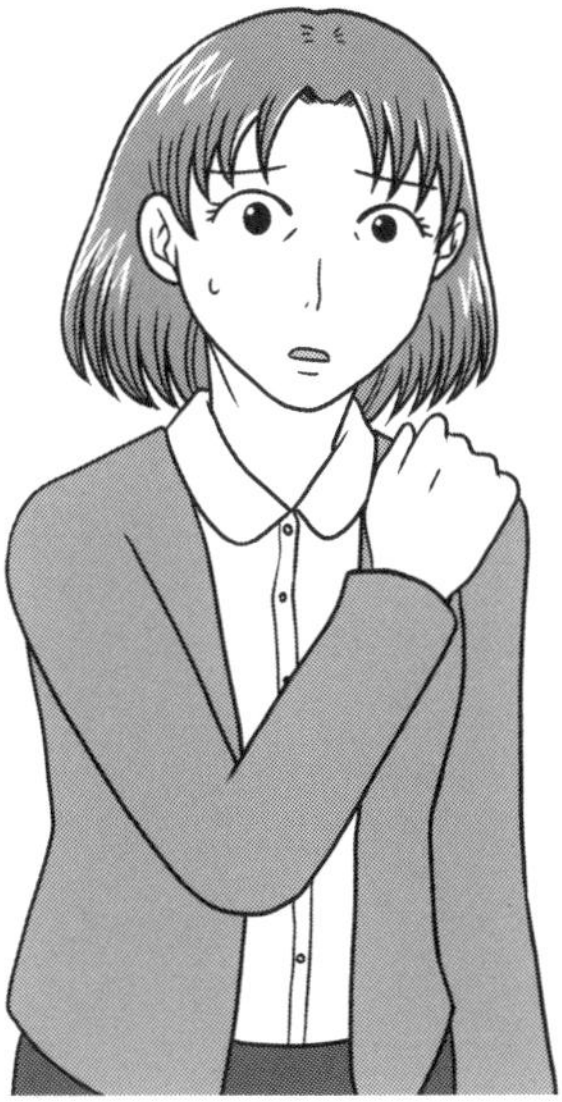

斎藤

一度だけでは短期間の効果に留まる場合もありますが、症状に合わせて何回か繰り返していくと、より注射の効果は長期間続く場合が多いです。1日も持たない方から2年以上も効いていた方もいらっしゃいますので、個人差が大きいかと思います。

私もできれば長く効いてくれると嬉しいです

イノルト整形外科
痛みと骨粗鬆症クリニック

が、私の肩こりもこれで治せるんですね。

渡邉　ハイドロリリースはあくまでも痛みや凝りを一時的に治す治療法であって、症状を起こしている原因を解決するものではありません。根本的な原因解決を目指すのであれば、理学療法士の施術をおすすめします。

斎藤　それはどんな治療法ですか？

渡邉　実は、肩こりの原因は普段の姿勢にかなり関係しています。
通常、正しい姿勢というのは、横から見たときに、頭の重心が肩の前後の中央に乗っている状態です。
ところが、斎藤さんの普段の姿勢は頭の位置は、肩よりだいぶ前に来ているんです。
これはここ一、二年でなったものではなく、学生の頃から勉強やデスクワーク、パソコンやスマホの画面を見ることが多いことで、前傾姿勢の状態が癖付いてしまったことにより、頭の位置が前になる姿勢に慣れている

斎藤
渡邉

可能性があります。

人間の頭の重さはボウリングの球くらいもあります。

頭の位置が前傾になっていなければ首の骨で頭の重さを支えられますが、前傾姿勢では頭の重さを肩こりの病巣となる僧帽筋《そうぼうきん》が骨の代わりにずっと後ろに引っ張って支えているようなものです。

実は肩こりが女性に多いのは、男性に比べて僧帽筋の筋力が弱いからだと思われます。

ですので、一旦はハイドロリリースでお困りの肩の痛みや凝りを取り、その後、理学療法士の施術によって姿勢を正しい位置に戻していくのがベストだと思います。

理学療法士はどのような施術をしてくれますか？

理学療法士は、現在の癖になってしまっている悪い姿勢の改善と、その姿勢を保つのに必要な部位の筋力をつけるための特別な筋力トレーニングがメインになります。

斎藤　肩こりを治すのに筋力をつけなくちゃいけないんですか？

渡邉　そうなんです。手が痛い、肘が痛い、肩が痛い。多くの場合、その原因は痛みがある部分にはないんです。

斎藤　そうなんですか？

渡邉　人間の身体を、よく木に例えてお話をしています。下肢（股関節から足まで）の「根っこ」、腹筋などの体幹が「幹」で、肩から先にある首や腕は「枝葉」に例えます。頭を支えるために必要な筋肉があるのは、首ではなく、体幹や下肢の筋肉です。基礎となる幹や根っこがしっかりしてないと、枝葉も枯れてしまいます。身体に凝りや痛みが出ている場合の多くはその体幹や下肢の筋肉が不足していたり正しく使えていないからです。

斎藤　では、正しい姿勢を身につけるには、足腰を鍛えなくてはいけないんですね。

渡邉　仰る通りです。でも、やみくもに足腰を鍛えればいいというわけではないんです。

斎藤　そうなんですか？

渡邉　足には、人それぞれ、状態によってもっと強化しないといけない筋肉と強化してはいけない筋肉があります。

それは、しっかり使われずに筋力が落ちている筋肉と使われ過ぎて痛みを発している筋肉とがあるからです。

どこの筋肉が過剰に使われているか、あるいは使えていないのかは優秀な理学療法士でないとなかなかわからないものです。

それを自己流で身体を鍛えると、鍛えない方がいい筋肉が付いてしまい、余計症状が悪化する場合があります。

最近、インターネットで整体師などが公開している自主トレーニング動画を見様見真似でやっている方も少なくないですが、実は良くなる人もいれば悪くなる人もいるので本当は自己判断でやらない方が良いです。もし、鍛えないといけない筋肉がわかったとしても、トレーニングの細かい仕方次第で鍛えてはいけないはずの筋肉を鍛えてしまうことがよくあるからです。

斎藤　確かに職場でもネットの動画で真似してやっている人がいましたが、一向に良くならないと言っていました。

渡邉　そうなんです。ですから、理学療法士が鍛えないといけない筋肉を正しく見極め正しく鍛えられるよう、マンツーマンで指導することが必要になります。

斎藤　治るまでには、かなり通院が必要になるのでしょうか？

渡邉　そうですね。

長年に渡って出来上がった悪い姿勢の癖を、良い姿勢の癖と筋肉を付けていくわけですから、一朝一夕というわけにはいきません。一カ月から三カ月もあれば症状が改善しやすいかと思いますが、凝りや痛みが出にくい身体を作るには半年ほど通院していただく必要があります。そのために約半年間の治療プログラムも用意しています。

斎藤　長丁場ですね。通院頻度はどれくらいですか？

渡邉　そうですね。最初の1カ月程度は週2回は通院いただきたいですが、2カ月目以降は状態に応じて徐々に間隔を空けていきます。

斎藤　最初はかなりの頻度で仕事的に厳しいですね。一週間か二週間に一回では難しいですか？

渡邉　それでも無理ではないですが、最初は戻りが早いので、前回の施術の効果を残すためにも、できれば最初は週二回をお勧めしています。

斎藤　そうなんですね。わかりました、では、何とか最初は時間を作って週二回通いたいと思います。

渡邉　では、今日はハイドロリリースの注射を打ってみて、理学療法士の施術の予約が空いていたら今日から開始してみましょう。

――ハイドロリリースの準備を整えて

渡邉　まずはこの『エコー検査機』を使って、斎藤さんの肩の筋膜をチェックしますね。
エコーの見た目だけでは、筋膜に異常があるかどうかまでの判断は難しいのですが、圧《お》して痛みがある筋膜の位置を確認したり、気になるところの筋膜にハイドロリリースの注射をして剥がすと、多くの場合で症状がよくなります。
では、ここに注射していきますので、少し、痛いです。

――ハイドロリリースを注射

渡邉　今、ハイドロリリースをしていってますが、どうですか？

斎藤　なんか、入ってきてるのがわかります。

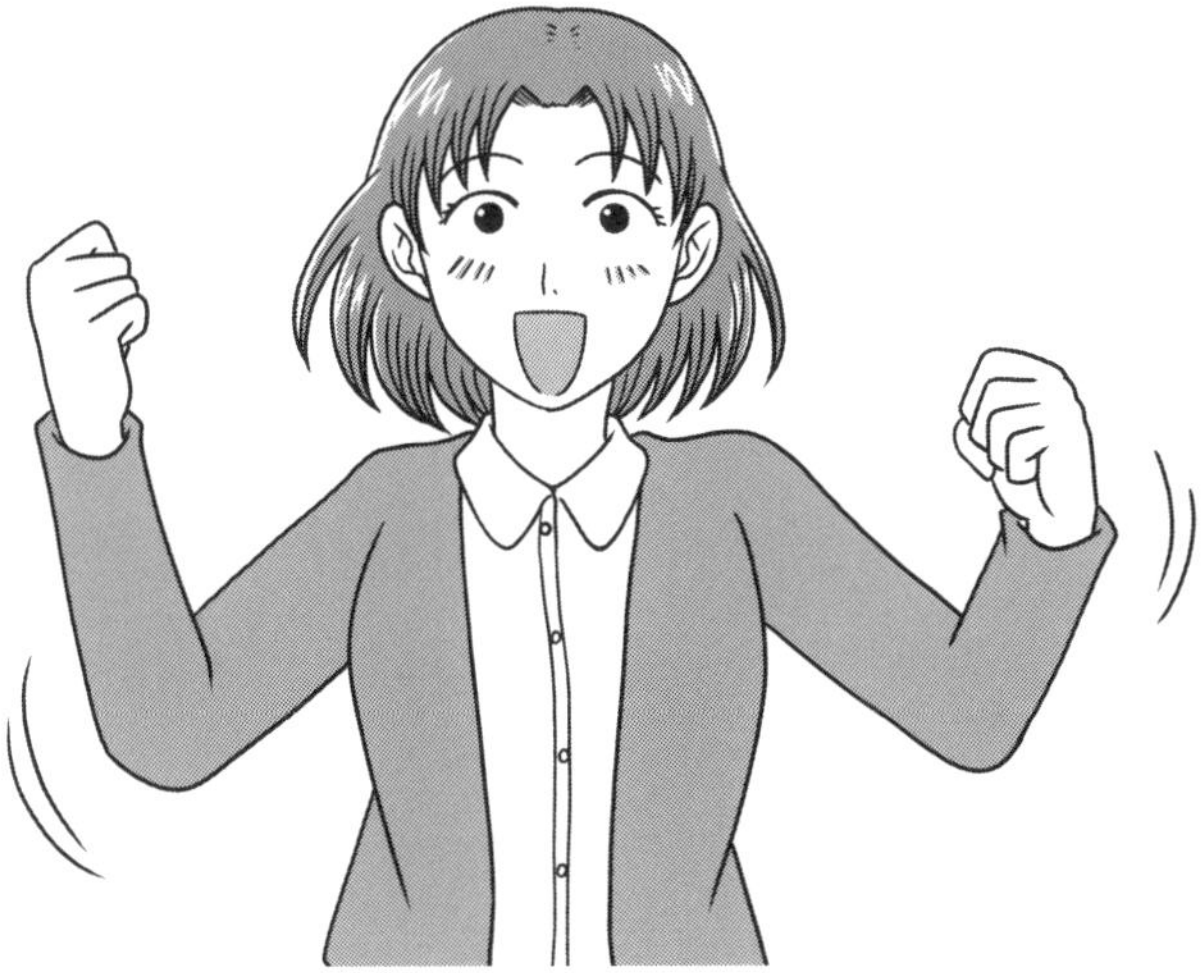

渡邉　あれ、なんかもう肩が軽くなってる気がします。

渡邉　そうですね。ハイドロリリースは即効性が高いので、早い方だと、注射の最中から痛みや凝りが消えるという方もいます。はい、これで終わりです。

斎藤　え？　もう終わりですか？

渡邉　肩の感じはどうです

か？


斎藤　あ、スゴい。

全然違います！

肩の重さも首の突っ張りもなくなってます。

え？　ほんとにこんなにすぐに効果があるんですか？

信じられない！


渡邉　肩がスゴい軽いです。

でも、その軽さは一時的なものです。

今までと同じような身体の使い方をしていたら、すぐにまたこれまでと同じような肩の重さに戻ってしまいます。


斎藤　スゴい。

こんな肩の軽さはいつぶりだろ！　って感じです。

でも、この注射でここまで良くなるんだったら、施術しないで、毎月、注射しに来てもいいかもしれません。

渡邉　そう仰る方もたまにいらっしゃいますが、ハイドロリリースはあくまでも痛みに対する対症療法です。そういった意味では、注射を打ち続ける生活はできれば避けたくありませんか？

斎藤　たしかにそれもそうですね。

渡邉　それに、身体に一つの不具合が出るというのは、危険信号の現れなんです。対症療法で、どこか一つを治したとしても、いずれは別の部位が痛くなったりします。
それが増えていくことによって、身体が動かせなくなり、将来的に介護が必要な身体になりやすくなります。
斎藤さんは、腰痛はないですか？

斎藤　はい、実はそうなんです。腰は今は強い痛みはないですが普段から重怠《おもだる》さはあり、最近は毎年、ぎっくり腰で数日間動けなくなったりしています。

渡邉　そうなんです。肩こりがある方は、腰痛もある方がとても多いです。

肩こりとほとんど同じで、ハイドロリリースと理学療法士の施術がとても効果的です。

そうならないために根本治療が必要なんです。

腰痛や肩こりの根本治療をせず我慢していると、いずれ膝の痛みや五十肩など様々な痛みが出てきやすくなります。

理学療法士の治療プログラムを半年間受けて、痛みの出にくい身体づくりができれば、将来的にも痛みのない幸せな生活を手に入れることができると思います。

**斎藤**　そうですね！　頑張ってみたいと思います！　よろしくお願いします！

**渡邉**　痛みとも薬とも付き合わなくていい生活が待ってますから、これから一緒に頑張っていきましょう。

## 腕を回せるなんて夢みたい！

――五〇代　男性　中村さん（仮名）のケース

渡邉　中村さん、初めまして統括院長の渡邉です。

中村　先生、初めまして。実は、一年ほど前から腕が上げづらくなりまして……。

渡邉　上げづらいというのは、痛くて一定以上上げられないということですか？

中村　そうなんです。痛くて上がらない感じですね。

渡邉　承知しました。

では、実際どれくらい動かせるのか見させていただきましょう。

まずは良い方から腕をまっすぐ前にどこまで上げられるか試してください。

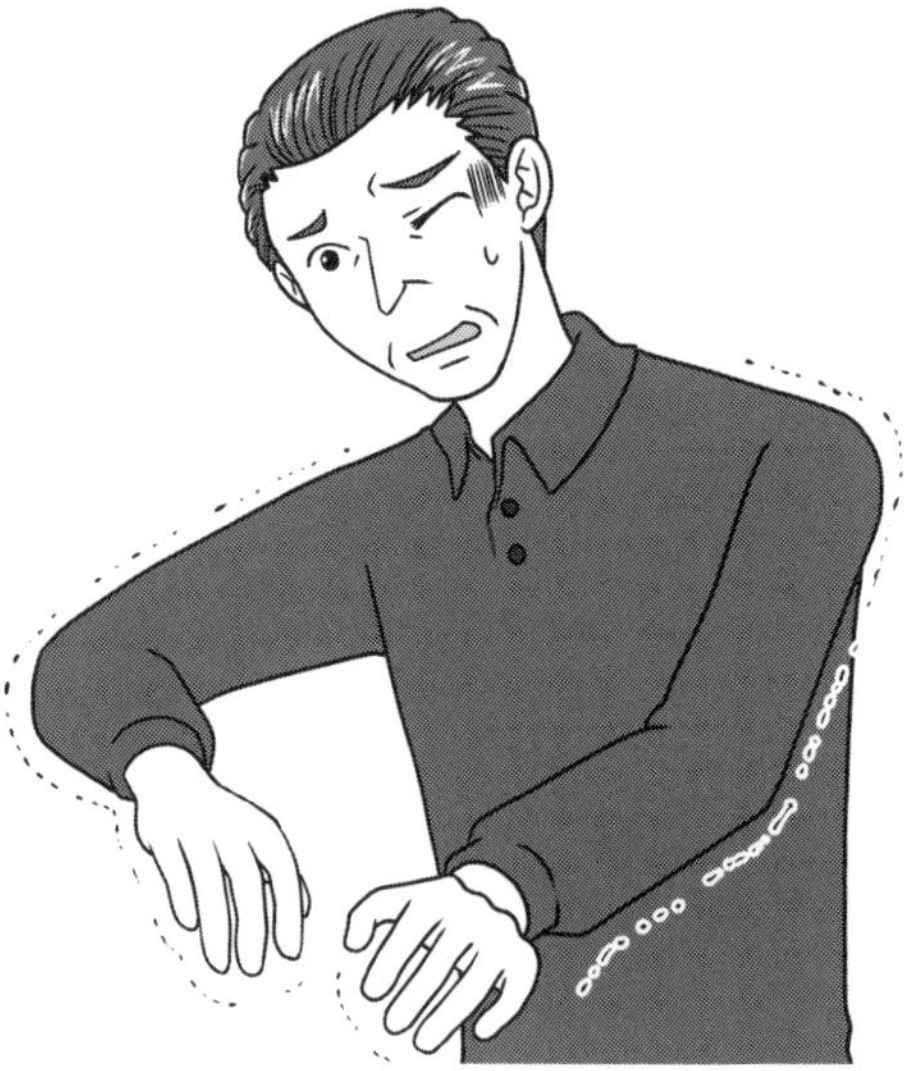

次に、悪い方の腕が上がる位置を比べさせてください。

中村　はい。良い方は耳のところまで上がるんですが、悪い方は肩の高さまでしか上がらないです……。
これ以上は痛くて上げられません。

渡邉　ありがとうございます。
ちょうど地面と水平なくらいですね。

中村　では、手を腰に回す動きはどこまでできますか？良い方は肩甲骨まで届くのですが、悪い方は痛くてお尻までしかいかないので、背中が洗えないんです。寝返りも痛くて目が覚めてしまいます。

渡邉　ありがとうございます。それなりに症状が強そうです。これでは普段の生活が大変ではないですか？

中村　そうなんです。服の脱ぎ着も大変です。

渡邉　それは困りますね。当院の前にどこか病院では診てもらいましたか？

中村　はい。三カ月ほど前に家の近くにある整形外科に行きました。

渡邉　そうでしたか。その整形外科ではどんな検査を受けてなんと診断されましたか？

中村　レントゲンとＭＲＩの検査を受けて、「五十肩」だって言われました。

渡邉　そうでしたか。確かに恐らく「五十肩」だと思います。そちらでは、どのような治療をされたんですか？

中村　湿布と痛み止めをもらって、リハビリ室で温める治療を受けて、あとは自分で動かしていれば、いずれ治ると言われてしばらく真面目に通っていたんですが、一向に治る気配がしなくて……。

渡邉　確かに「五十肩」は自然に治ることもありますが、いつまで経っても固まったまま治らない場合も多々あります。しかも、痛みが辛いなら自然に治るのも厳しいですね。

中村　はい。最近は夜寝てても痛みがあるほどで……。これはとても我慢なんかしてられないじゃないですか。辛そうな私を見かねて妻が色々調べてくれたら、こちらのホームページを見つけてくれました。

渡邉　ハイドロリリースも調べさせてもらい良さそうだなと思いまして、ここならちゃんと治してもらえそうだと思って来ました。

ありがとうございます。仰る通り、五十肩にハイドロリリースの注射と理学療法士の施術はとても効果的ですし、是非受けていただきたい治療法です。

しかし、ここまで肩が上がらなくなっている場合はその2つの治療法だけでは不十分な可能性があります。

多くの方は、ハイドロリリースと理学療法士の施術を受けていただき、1～2カ月で改善が乏しいようでしたら、サイレントマニピュレーションという治療法を受ける必要が出てきますが、現状の状態だとその可能性が高そうです。

中村　それはどんな治療法なんでしょう？

渡邉　今の五十肩の状態は肩に二つの異常が起こることが原因と考えています。

一つは肩の周りの筋肉の動きが悪くなっていること。

そして、もう一つは肩の関節を包んでいる「関節包」という袋が小さくなって、ガチガチに固くなっていることです。

肩は本来この関節包が伸び縮みすることで動かせるのですが、五十肩の方は重症化してくるとこの袋が固くなっていて、動かそうとしてもあまり動かなくなります。
サイレントマニピュレーションというのは、肩を元々動かせた角度まで動かして戻すことで、制限の原因となっている関節包の一部を割く治療法です。そのままやると当然激痛なので、肩の痛みをほとんど感じなくさせる局所麻酔を神経にしてから行う治療法になります。

中村　ちょっとなんだか怖そうですね……。麻酔が切れたら激痛になるとかないですか？

渡邉　痛み止めを施術後にしっかり服用していれば多くの場合はそれほど強い痛みにはならないので安心してください。

中村　それで肩の痛みがずっとなくなるんですか？

渡邉　サイレントマニピュレーション後、特に1カ月以内は週2回しっかり理学療法士の施術を受けて、自宅でも自主トレをしていただくと大体七割以上の方はかなり可動域は改善しますし、ハイドロリリースをサイレントマニピュレーションの前後で繰り返し行うとさらに改善しやすくなります。

逆にその辺りを怠ると、せっかくサイレントマニピュレーションをやっても、割けた関節包が角度が悪いままくっついてしまい、動かすことができる範囲が悪かった状態に戻りやすくなってしまいます。

ただ、早い方だと翌日には、五十肩になる前と同じくらい良くなる方も少なくありません。

中村 そうなったら嘘みたいですね。しかし、こんな治療法があるなら、どうして、前の病院では「できることはない」なんて言ったんでしょう？

渡邉 この治療法は、今はまだ、どの病院でもできるというものではないんです。まず、肩をつかさどる神経にピンポイントで麻酔をかけていく注射の技術が必要ですし、肩の可動域を広げるための施術も適切なやり方を知らないでやると骨折したり脱臼したりする危険性もあるんです。

ですので、「できることはない」というのは、あくまでもその整形外科ではできることはないという意味だと思います。

中村 せっかくサイレントマニピュレーションをやるのに、さらにハイドロリ

渡邉　リースの治療も受けた方がよいのは何でですか？

中村　五十肩の原因となる筋肉と関節包の二つの問題のうち、サイレントマニュピレーションで解決するのは関節包の問題だけです。筋肉の動きが悪くなっている状態は、肩甲骨周りのいくつかの特定の筋肉をハイドロリリースで剥がすことで解決する必要があるからです。治療後に出てくる筋肉の問題にも対応できると思います。

渡邉　治療後に筋肉に問題が起こることもあるんですか？

中村　サイレントマニピュレーションによって関節包が割け、肩や腕の動かせる範囲が広がると、突っ張ってなかった筋肉が突っ張るようになったりすることがよくあるからです。そうなったときには、そこも解決して五十肩になる前の状態に戻していきたいと思います。

渡邉　わかりました。できればサイレントマニピュレーションを早めに行う方針でお願いしたいです。

渡邉　承知しました。
ただサイレントマニピュレーションは、骨粗鬆症の方は特に骨折のリスクがあるので、事前に骨粗鬆症の検査が必要になりますので、今日は検査だけを行わせていただきます。
その検査で骨粗鬆症が酷くなければ、施術が可能となります。

中村　わかりました。

——数日後。

渡邉　検査に異常がなかったので、治療を始めさせていただきます。

中村　お願いします。

渡邉　それでは、まず、エコーを見ながら麻酔を打っていきます。
少しこれで肩から腕までの感覚がなくなり、自力で上げるのも麻酔が切れるまでの数時間はできなくなります。

中村　はい。お願いします。

——一〇分後。

渡邉　麻酔薬の注射が終わりました。
一〇分から一五分ほどで麻酔が効いてくるので少しお待ちください。

——一五分後。

渡邉　では、確認していきます。
(肩をつねって) この辺り、つねられた痛みはありますか?

中村　押されている感覚はありますが、痛みはありません。

渡邉　では、この辺りはどうでしょう?

中村　同じで痛みはないです。力が入らなくなって自分の腕じゃないみたいです。

渡邉　それはしっかり麻酔が効いているようです。

中村　では、腕を動かしていきます。麻酔は効いているので、大丈夫だと思いますが、痛みが出る場合は言ってください。

渡邉　はい。

こうして腕を持ち上げて、ゆっくりと全方向に動かしていきます。

腕をこのように上げていくと、この辺りで腕が止まるんですが、ここからが、関節包が固まって関節の動きを邪魔している箇所になるんです。

ここから少し力を入れて伸ばしていくと、関節包が破れて、腕が動くようになります。

中村　今、バリバリと音がしたのがわかりましたか？

渡邉　はい。びっくりしました。

中村　今の音が関節包が割ける音です。

そうなんですね。音は感じましたが、痛みはないんですね。

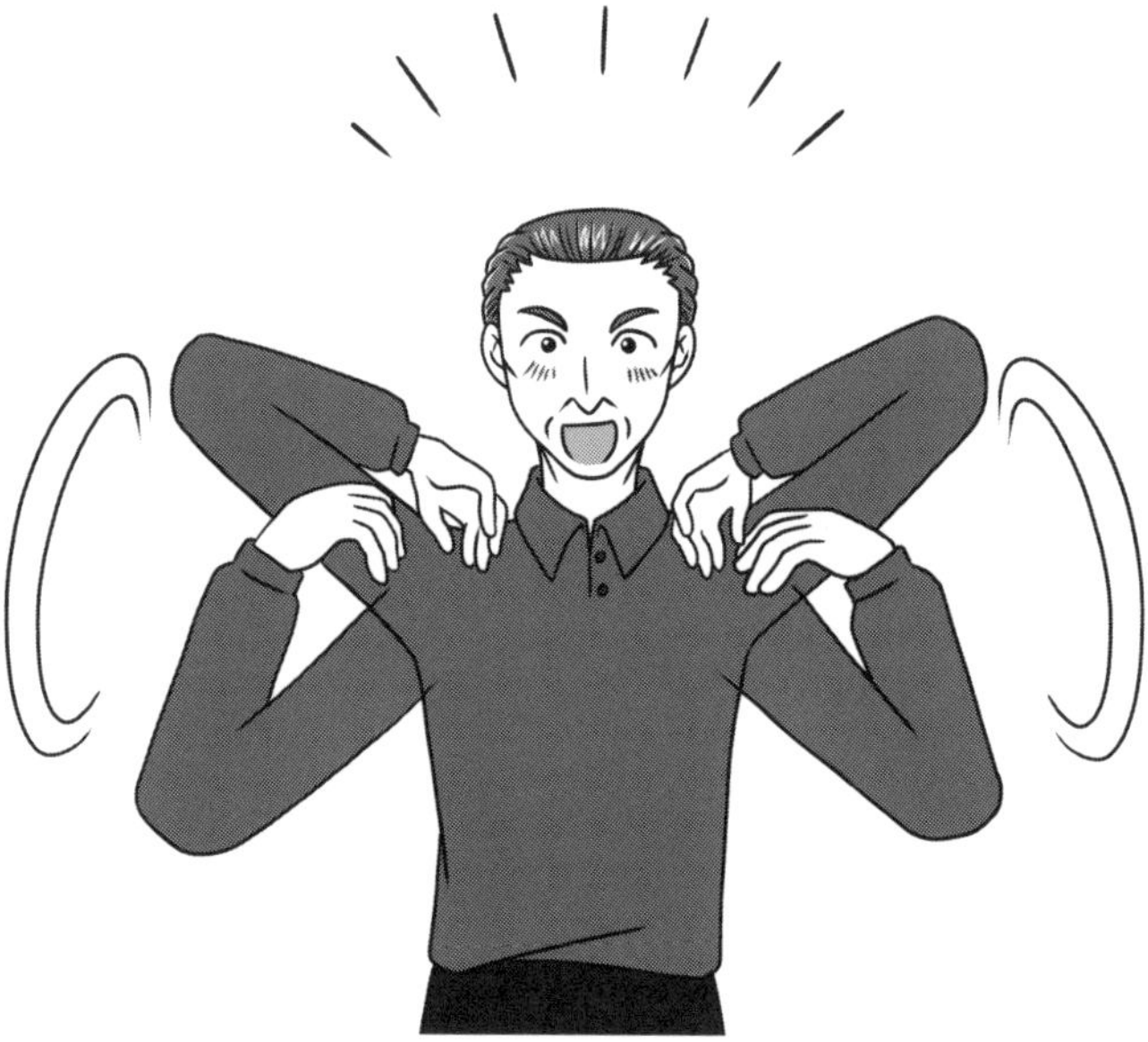

渡邉　はい。では、同じように、他の方向にも動かしていきます。
五分から一〇分ほど施術をして、動かせる範囲を確認し、念のために施術後のレントゲンを撮影して今日は終了です。
人によっては麻酔が切れると強い痛みが出ることがあるので、痛み止めを処方するのでもらったら早めに内服してください。明日から理学療法士の施術をしっかり受けるようにしてください。

――一週間後。

渡邉　先日、施術後に家に帰られてから、いかがでしたか？

中村　びっくりしました。まさか、こんなに動かせるようになるなんて、夢みたいです。

渡邉　腕を上げられるどころか、ぐるぐると回せたんですよ！　痛みはありませんでしたか？

中村　麻酔が切れて少し痛みましたが、翌日は薬を飲むほどの痛みはありませんでした。
それよりも、腕が上がることに驚いて、痛みなんて全然気になりませんでした。

妻も、子供たちも「あんなに痛がってたのに嘘みたいだね」って言ってました。
私が一番そう思ってますけどね。

渡邉　さらに可動域を広げて、もとに戻らないようにするために、理学療法士の施術を引き続き受けていきましょう。

中村　はい。あんな辛い生活に戻りたくはないですからね。
よろしくお願いします。

渡邉　こちらこそ、よろしくお願いします。

# 好きなゴルフを諦めずに済んだ！

――六〇代　男性　高木さん（仮名）のケース

初診を終えＭＲＩ検査を受け、再診。

高　木　で、どうなんですか？　先生。
私の膝は……。

渡　邉　はい。膝はそれなりに悪い状態でした。
水も溜まっていますので、炎症もかなり起きてしまっている状況です。

高　木　そんなに酷いんですか？

渡　邉　はい。こちらが、ＭＲＩ検査を受けていただいた際の画像です。
この部分が膝の内側の半月板と軟骨なんですが、これを見ると半月板は切れて損傷しており、軟骨がかなりすり減っているのがわかります。変形性膝関節症のかなり進んだ状態です。

半月板や軟骨が傷つくとその破片が出るんですが、その破片が炎症の原因になるんです。

半月板や軟骨の破片が関節内の滑膜という組織を刺激し、それによって滑膜炎が起こり、膝に痛みが出たり水が溜まったりするようになります。

階段の昇り降りや座ったり立ったりが辛いというお話でしたが、これだけ損傷が強いとうなづけます。

やはりレントゲン検査だけだと一見軟骨や半月板はそんな傷んでいないように見えてもＭＲＩ検査を行ってみると、かなり悪いということはよくあります。

高木　そうなんです。先週診てもらった時よりも膝の調子が悪くて、かなり痛くて……。

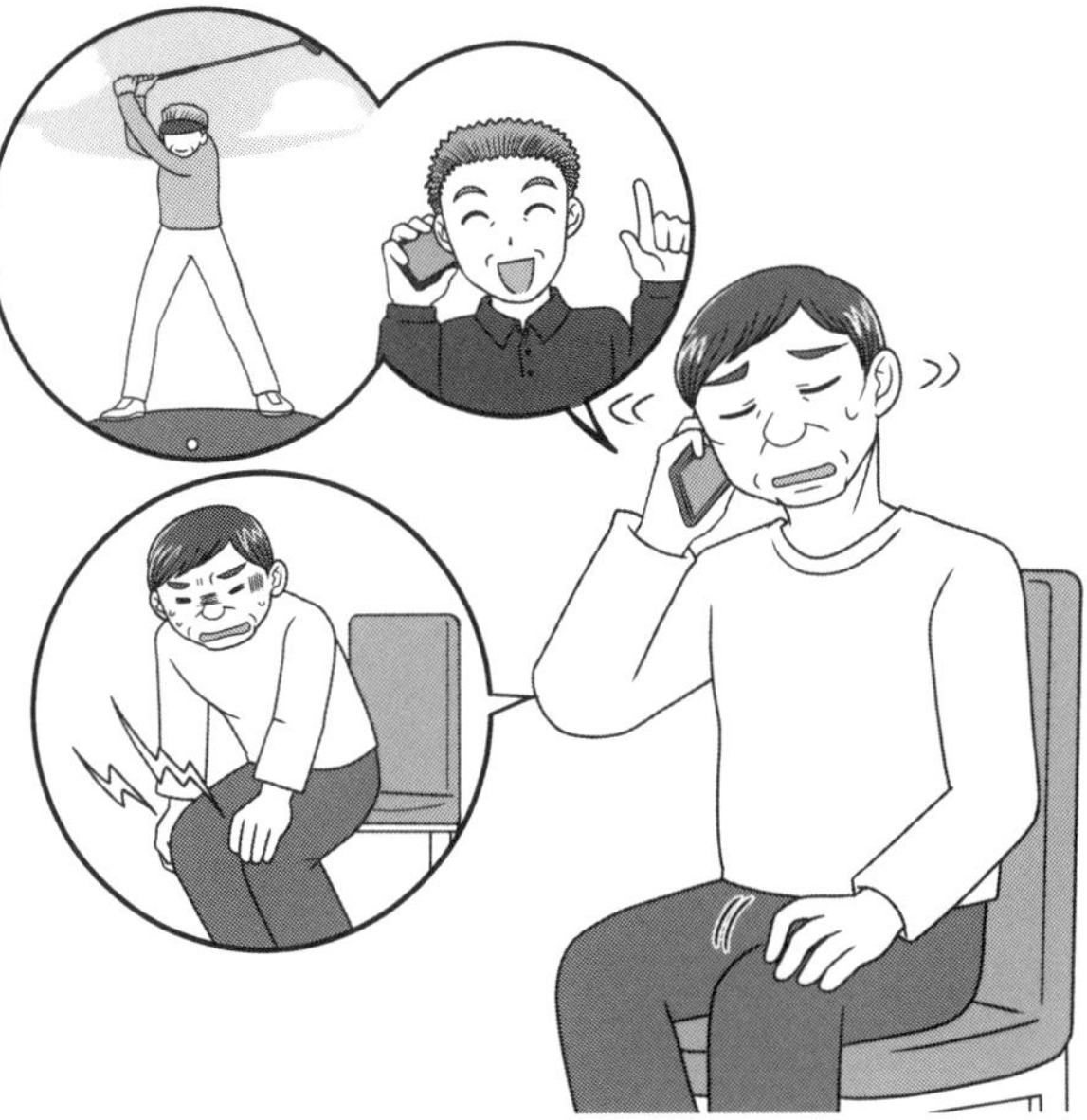

渡邉　そうですよね。

ところで高木さんのご趣味はゴルフでしたね？　これではなかなかゴルフ場を歩くのもしんどそうですね。

高木　そうなんです。膝が痛くて思うようにプレーができないもんで、今は誘われても断るようにしてるんですよ。

毎週のいきがいのように通ってたのに、運動不足になって太ってさらに膝に負担が掛っている感じがします。

渡邉　それはとても残念ですね。

高木　このまま、ゴルフも辞めなくちゃいけないかと思いたくなくて、なんとか治したいんですけどね。

渡邉　初診の時は、正確な膝の状態が把握できなかったので、あまり詳しく治療法を説明していなかったのですが、今の痛みを改善させうる治療法はいくつかあるんですが、その中から、どの治療法が高木さんに適しているのか、それらを説明するので一緒に考えて選んでいきましょうか。

高木　ありがとうございます。ぜひお願いします！

渡邉　またゴルフができるんだったら、何でもしますから。

治療方法は大きく分けて三つあります。

一つ目は、膝の周りの筋力や柔軟性を高めることで痛みを減らしていく理学療法士の施術です。

こちらは必ずやっていただきたい治療です。

高木

渡邉

二つ目は、膝関節への再生医療の注射と集束型体外衝撃波治療です。これには炎症を強力に抑えて痛みを改善したり、組織を修復してくれる効果などがあります。

そして三つ目は、骨を切ったり、人工関節を入れたりする手術になります。手術はなんとか避けたいので、できる限り他の方法でお願いします。

はい、もちろん手術は最終手段という考え方でいいと思っています。他の治療法を試してみて、どうしても効果が得られないようであればそのときに考えましょう。

理学療法士の施術は、膝の周りの筋力の強化や膝に悪い歩き方を治すといった目的で行うので、関節内の炎症や損傷を直接改善してくれるものではありません。

半月板や軟骨の損傷と炎症がそれなりにあることを考えると、再生医療や集束型体外衝撃波といった関節内を良くする治療で炎症や痛みを取ることをおすすめします。

理学療法士の施術はそれと併用する形で変形性膝関節症の悪化防止のために取り入れるのがいいと思います。

高木　先生のおすすめの治療法でいいですから、何がベストですか？　前みたいにゴルフができるんだったら、多少お金がかかっても構わないんで。

渡邉　そういうことでしたら、保険適用外で自費診療にはなりますが、再生医療や集束型体外衝撃波などより強力な効果の期待できる治療法がいくつかあります。

高木　本当ですか？　今までのクリニックでは、そんなこと教えてくれなかったですよ。

渡邉　保険適用外の治療は扱っていないクリニックもまだまだ多いのと、実績がないから勧めない医師も少なくないんです。

高木　そうなんですね。
自分のところでやっていない治療法でも、良い治療法があるならしっかり勧めてほしいですけどね。

渡邉　確かにそうですね。

ところで、治療法としてもっともお勧めが、ご自身のお腹の一部の脂肪から取った幹細胞を1億個程度まで時間を掛けて培養して患部に戻す幹細胞治療ですが、他にはご自身の血液を使ったＰＲＰ療法や成長因子療法というものになります。

どちらも、血液の中にある炎症を抑えたり、組織の修復をしてくれる成分を抽出して、患部に注射するというものです。

その他には、幹細胞が出すエクソソームや成長因子がたくさん含まれている上清液というのも期待されています。

高木　で、どれが一番いいんですか？

渡邉　損傷をしっかり治したいなら幹細胞治療だと思います。

実は私、自分の膝の軟骨損傷に幹細胞治療などを全て試してみたんです。

結果的なことを言うと、ＰＲＰ療法では膝の調子が良くなり、成長因子療法では膝の痛みはほとんど消え、幹細胞治療では軟骨の損傷が修復され、痛みも完全になくなったという感じです。

高木　じゃあ、幹細胞治療が一番いいんですね。

渡邉　お勧めですが、一応幹細胞治療は脂肪を採取して幹細胞を培養したりと手間も時間もかかります。

高木　時間がかかるのかぁ。できれば、この痛みをすぐにでもどうにかしてほしいんですよ。

渡邉　そういうことであれば、上清液から始めてみましょうか。こちらであれば、この後すぐに治療が可能です。あとは、同時並行で幹細胞治療を準備していくのはいかがでしょうか?

高木　両方とも受けることができるんですね。だったら、それでお願いします。

渡邉　承知しました。併用した方がより高い効果が期待できます。できれば、それに集束型体外衝撃波と理学療法士の施術も合わせた治療を

高木　お勧めします。

渡邉　体外衝撃波というのはどういう治療なんでしょうか？

高木　衝撃波というのは音波の一種なんですが、これを患部に当てると、痛みの原因となる回路を鈍くすることができるんです。

人工関節が必要だと言われていた方にこの治療を施したことで、人工関節の必要がなくなったという例もあります。

体外衝撃波を患部に当てると、再生医療ほどではないものの組織を修復する物質が患部に集まってくるということもわかっています。

再生医療と体外衝撃波治療は非常に相性がいいんです。

渡邉　それと、理学療法士の施術も合わせるんですね？

高木　はい。仰る通りです。

膝の周りの筋力や柔軟性を高めることで痛みを減らしていくという狙いもあるんですが、どんなに優れた治療をしても、「なった原因はなんなのか？」を考えて治療をしないとすぐに再発してしまいます。

そこで理学療法士と一緒に高木さんの歩き方や姿勢などから、膝の軟骨をすり減らしてしまった原因を突き止めて、再発を防ぐリハビリを導入していくんです。

しっかり治すためには、そこまで必要だと私は考えています。

ここから先、高木さんの人生が痛みなく、晴れやかに続くように、これらを合わせた治療を検討いただければと思います。

高木　わかりました。体外衝撃波もリハビリも合わせてお願いします。

渡邉　高木さんがまたゴルフを楽しむことができるよう、全力でお手伝いさせていただきます。

高木　よろしくお願いします。

――三カ月後。

渡邉　高木さん、経過の方ですが、かなり良さそうですね。

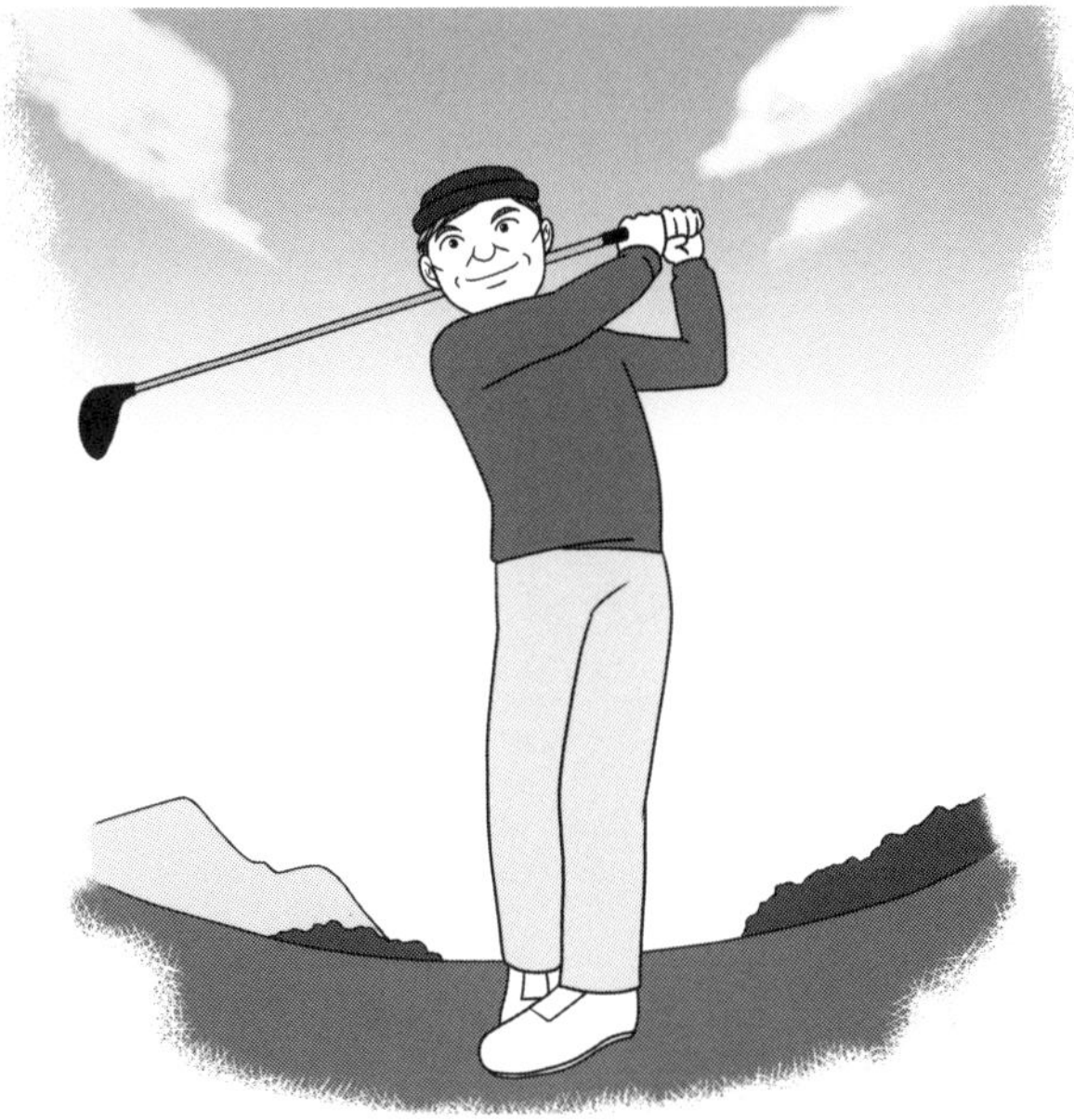

高木　おかげさまで、本当に痛みもかなり少なくなってきています。

渡邉　それはとても良かったです。

高木　実は、来週ゴルフに誘われてるんですよ。これ、もう痛みもないんで、行っても平気ですかね？

渡邉　今の調子でしたら試してみても良いかと思います。

高木　ホントですか！　あり

がとうございます。

いやぁ、ほんと、諦めなくてよかった。

あの時、先生に諦めるのはまだ早いって言われてなかったら、私、今頃ゴルフを完全に辞めてましたよ。

渡邉
高木
渡邉

膝の調子をみながら無理せず楽しんでください。

また、ゴルフしてみて、膝の調子を先生に報告しにきますね！

承知しました。お大事になさってください。

|著者プロフィール|

**渡邉 順哉**（わたなべ じゅんや）

イノルト整形外科 痛みと骨粗鬆症クリニック　統括院長
患者さんに「ここに来て良かった！」と感じてもらえる整形外科医療を理念に掲げ、神奈川県藤沢市の小さな整形外科クリニックの院長を引き継ぐ。

痛みと骨粗鬆症に特化したクリニックへと革新した結果、今では全国だけでなく海外からも1年間に5万人以上の患者さんが訪れるクリニックとなる。全国の痛み治療の医療格差と著しく低い骨粗鬆症の健診率を社会課題と捉え、1人でも多くの痛みと骨粗鬆症の患者さんを救うために全国に分院を展開することを目指す。

2024年には分院を大阪京橋駅前と横浜駅前に開業し、2025年以降も順次増やす予定。

ホームページ　　https://inoruto.or.jp/


**編集協力**　龍田力
**表紙イラスト**　あいはらひろみ
**本文イラスト**　文月チコ
**ブックデザイン**　bookwall
**DTP**　初雪デザイン
**校閲**　若林智之

# どうして藤沢の小さな整形外科に日本中から患者さんが集まるのか？

2025年4月18日　初版第１刷発行

著者　渡邉 順哉　©J.Watanabe 2025

発行　合同会社 オールズバーグ
〒107-0062　東京都港区南青山2-2-15
https://allsburg.co.jp/

発売　株式会社 扶桑社
〒105-8070　東京都港区芝浦1-1-1　浜松町ビルディング
電話03-6368-8891（郵便室）
www.fusosha.co.jp

印刷・製本　中央精版印刷 株式会社



ISBN978-4-594-10043-8　C0095　Printed in Japan